AF384496

PRÉCIS DE RADIOGRAPHIE

DENTAIRE

SUIVI DE

NOTES SUR L'ENDODIASCOPIE

A L'USAGE

DES CHIRURGIENS-DENTISTES ET DES ÉTUDIANTS EN CHIRURGIE DENTAIRE

AVEC 21 FIGURES INTERCALÉES DANS LE TEXTE

PRÉFACE DU D{R} FOVEAU DE COURMELLES

PARIS

VIGOT FRÈRES, ÉDITEURS

23, PLACE DE L'ÉCOLE-DE-MÉDECINE, 23

1905

PRÉCIS DE RADIOGRAPHIE DENTAIRE

TOURS, IMPRIMERIE DESLIS FRÈRES, RUE GAMBETTA, 6.

RENÉ DARMEZIN

PRÉCIS DE RADIOGRAPHIE
DENTAIRE

SUIVI DE

NOTES SUR L'ENDODIASCOPIE

A L'USAGE

DES CHIRURGIENS-DENTISTES ET DES ÉTUDIANTS
EN CHIRURGIE DENTAIRE

AVEC 21 FIGURES INTERCALÉES DANS LE TEXTE

PRÉFACE DU Dʳ FOVEAU DE COURMELLES

PARIS
VIGOT FRÈRES, ÉDITEURS
23, PLACE DE L'ÉCOLE-DE-MÉDECINE, 23

1905

PRÉFACE

Les rayons X ont englobé, comme domaine d'exploration, tous les champs de l'activité humaine : médecine, chirurgie, art dentaire, industrie, chimie, art du lapidaire... Des esprits chagrins les ont accueillis avec inquiétude ; il est vrai que, s'ils permettent un diagnostic, ils rectifient parfois aussi un diagnostic porté sans eux ! L'art dentaire ne devait pas être le dernier domaine où les rayons X devaient rendre les plus signalés services. On verra dans le livre de M. Darmezin, un passionné de ces questions depuis de longues années, comment on découvre grâce à eux, et avec quelle rapidité, les fractures des maxillaires, les abcès dentaires, les kystes, les nécroses, l'inclusion des dents dans les maxillaires, la recherche des racines...

Dans nos enseignements à l'École pratique de la Faculté de médecine, à l'École dentaire de Paris, nous avons toujours insisté sur les moyens simples de produire ou d'utiliser les rayons X.

N'est-ce pas là, d'ailleurs, les meilleurs procédés pour les vulgariser, les diffuser, les rendre accessibles à tous? utilisables par tous? Et c'est bien le cas pour les chirurgiens-dentistes, dont la profession est déjà si complexe, de vouloir recourir à l'outillage simplifié, adapté spécialement à son usage. C'est ce que M. Darmezin, dans son *Précis de Radiographie dentaire*, a excellemment compris.

Loin de farcir son ouvrage de formules variées, prises un peu partout, et qui donnent à l'auteur un aspect de savant, tout en rebutant le lecteur, il a condensé, synthétisé, pris le côté réellement pratique de la question. Aussi bien il ne s'agit pas de s'adresser aux théoriciens de ces questions, mais à des praticiens que la clientèle absorbe et qui veulent contenter cette clientèle par la précision de leur diagnostic et de leurs soins.

Les rayons X donneront à ces praticiens consciencieux un moyen aujourd'hui simple, rapide, d'élucider les problèmes les plus difficiles.

Nous savons bien que, pour produire ces rayons, il faut un outillage encore complexe exigeant des sources d'énergie qu'il faut entretenir ou recevoir du dehors, et que des impossibilités à leur usage se pourront produire; mais pour cela le praticien dentiste doit-il ignorer l'existence et l'emploi des rayons X? Que non pas. S'il ne peut les avoir, encore doit-il savoir, pour y recourir près d'un confrère, d'un technicien, en quels cas difficiles ou douteux il y peut sûrement compter comme moyen puissant d'examen, ne se bornant pas à ses seules lumières.

C'est dire que le livre de M. Darmezin s'adresse à tous les dentistes, soit pour les initier à la technique et aux usages nombreux en art dentaire, soit pour simplement les renseigner, afin que, lorsque les moyens ordinaires d'examen échouent, ils sachent qu'il ne faut point encore désespérer de savoir, et que la merveilleuse découverte de Röntgen est à leur portée.

M. Darmezin, nous le répétons, s'est consacré depuis longtemps à ces questions; nous l'avons vu à l'œuvre dans notre laboratoire; aussi la netteté de son livre ne nous a nullement étonné. Nous y avons trouvé très clairement expliquées toutes les notions de la radiographie dentaire et nous le félicitons sincèrement — convaincu que les nombreux lecteurs du *Précis de Radiographie dentaire* feront de même — d'avoir mené à bien sa tâche difficile et délicate.

Dʳ Foveau de Courmelles.

Paris, le 15 Février 1905.

PREMIÈRE PARTIE

DES APPAREILS EMPLOYÉS EN RADIOGRAPHIE

ARTICLE I

GÉNÉRATEURS DE COURANT

PREMIÈRE SECTION
PILES ET ACCUMULATEURS

A. — DES PILES

§ I

Les piles sont ces sortes de générateurs qui produisent un courant sous l'action d'une réaction chimique ou thermique.

On distingue trois sortes de piles : 1° les piles à un seul liquide avec ou sans réactif dépolarisant ; 2° les piles à deux liquides ; 3° les piles thermo-électriques : ces dernières ne peuvent être d'aucune utilité pour nous ; nous les passerons donc sous silence.

On sait comment fut construite la première pile : ce fut Volta qui, en 1800, la composa de rondelles de cuivre et de zinc soudées ensemble ; chaque couple ainsi formé était séparé du suivant par une rondelle de drap, imbibée avec une solution de 10 parties d'acide sulfurique dans 100 parties d'eau. Les disques ainsi superposés étaient maintenus par trois colonnes en verre, d'où le nom de « pile à colonnes » qui lui fut donné. Mais elle avait l'inconvénient de ne pas durer longtemps, étant donné le peu de liquide contenu dans le drap, et, partant, la facilité avec laquelle il se desséchait.

Cruikshank y remédia en couchant la colonne dans une auge étanche et isolée. Les rondelles de drap furent remplacées par un espace plus grand dans lequel on put verser de l'eau acidulée au 1/10. Ce fut la première pile à liquide.

Peu à peu des transformations se firent qui modifièrent les types pour les rendre ce qu'ils sont de nos jours. Nous ne les suivrons pas dans leurs différentes étapes ; leur étude serait trop longue et sans aucun intérêt pour nous.

Nous arrivons directement aux piles usuelles ; mais avant, et pour plus de compréhension dans leur fonctionnement, étudions succinctement les différents phénomènes qui se produisent dans cette transformation chimique en énergie électrique.

PHÉNOMÈNES DUS AUX RÉACTIONS CHIMIQUES ET PRODUCTION D'UN COURANT

Considérons un couple formé par une plaque de cuivre Cu et une plaque de zinc Zn ; plongeons le couple ainsi formé dans une cuve contenant de l'eau acidulée avec de l'acide sulfurique dans la proportion suivante qui est classique :

$$100\ H^2O + 10\ SO^4H^2.$$

Fixons maintenant à chaque extrémité libre de ces deux plaques un fil métallique ; si nous réunissons les deux bouts flottants et dénudés du fil, un courant prendra naissance qui cheminera du cuivre au zinc et reviendra à travers le liquide du zinc au cuivre. Nous pourrons du reste nous rendre compte de sa formation au moyen d'un galvanomètre.

Quand nous avons plongé notre couple dans le liquide, que s'est-il passé ?

Sous l'action chimique de l'acide sulfurique, sur le zinc, il y a eu production d'hydrogène, et formation avec SO^4 d'un sulfate acide de zinc, SO^4Zn. Ce qui revient à donner la formule de production de l'hydrogène :

$$SO^4H^2 + Zn = SO^4Zn + H^2.$$

D'autre part, l'hydrogène formé s'est déplacé, a suivi le courant, et s'est déposé sur le cuivre.

En résumé, nous voyons qu'un travail de décomposition a donné naissance à un courant électrique.

POLARISATION

Ainsi que nous venons de le voir, l'hydrogène déplacé est entraîné par le courant sur la plaque de cuivre sous forme de bulles ; après peu de temps, ces bulles sont si nombreuses que le courant éprouve une grande difficulté pour passer. Il s'ensuit un affaiblissement progressif de la pile, on dit qu'elle est polarisée.

Ce phénomène, rattaché directement à l'usure du liquide, est la cause de l'arrêt rapide des piles à un seul liquide et sans aucune sorte de dépolarisant.

On peut remédier à la formation de l'hydrogène en employant du zinc amalgamé, d'où peu ou pas de formation d'hydrogène suivant que la pile est ou non en circuit fermé.

DIFFÉRENTS MODES DE COUPLAGE DES PILES

EN TENSION. — EN QUANTITÉ. — EN MIXTE

Couplage en tension. — *La réunion des piles en tension a pour but de faire passer sous une grande pression électrique une intensité pareille pour chaque élément considéré isolément.*

Pour réunir des piles en tension on réunit *les pôles de noms contraires ensemble* (*fig.* 1).

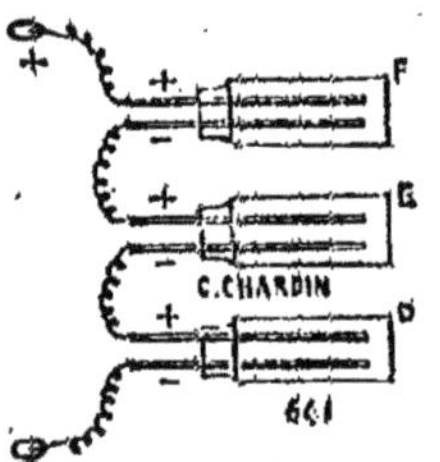

Fig. 1. — Couplage en tension.

Si nous avons quatre piles, supposons pour chacune d'elles les constantes suivantes :

Force électromotrice..   E = 1 volt 10.
Intensité.............   I = 1 ampère 37.
Résistance intérieure..   R = 0,80 d'ohm.

D'après la première définition, nous trouvons que la pression électrique E, comparable à la hauteur d'une chute d'eau, s'ajoute ainsi que la résistance R ; mais l'intensité reste la même pour tous les éléments que pour un seul considéré isolément.

Nous aurons :

$$1,10 + 1,10 + 1,10 + 1,10 = 4 \text{ volts } 40 = E$$
$$0,80 + 0,80 + 0,80 + 0,80 = 3 \text{ ohms } 20 = R$$
$$\text{et un ampère 37 pour l'intensité} = I$$

Couplage en quantité. — La réunion des piles en quantité a pour but de faire passer, avec une force électromotrice égale pour tous les éléments considérés à celle d'un seul élément, une intensité ajoutée et directement proportionnelle au nombre des éléments et à leur surface.

Soient (*fig.* 2) les quatre éléments considérés précédemment, nous réunirons les zincs entre eux et les cuivres entre eux ; nous aurons ainsi, si chaque couple débite 1^{amp},37,

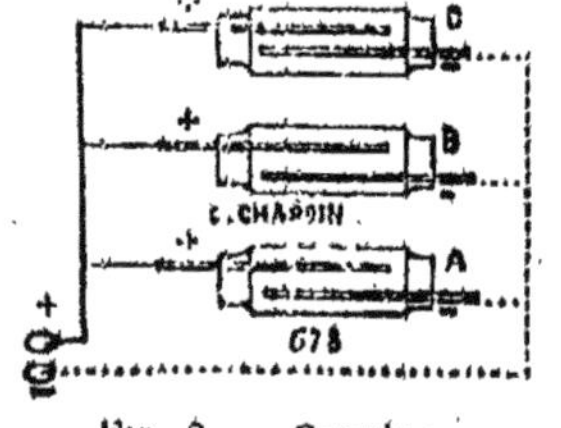

Fig. 2. — Couplage en quantité.

$$1,37 \times 4 = 5,48, \text{ soit 5 ampères 48.}$$

La tension reste pareille à un élément, et la résistance égale à celle d'un élément divisé par le nombre d'éléments utilisés.

Couplage mixte. — Le couplage mixte a pour but d'employer les deux réunions précédentes : on sectionne la pile en trois ou quatre groupes égaux, et l'on réunit chaque élément d'un groupe en tension ; les plaques restées libres et de même nom dans les autres groupes sont réunies en quantité.

§ II. — PILES A UN SEUL LIQUIDE

Pile Grenet. — Elle se compose (*fig.* 3) d'un ballon de verre à col très large dans lequel plonge un couple formé de deux lames de charbon entre lesquelles est fixée et sans y toucher une plaque de zinc amalgamé. Le charbon est le pôle positif, et le zinc le pôle négatif. On verse dans le ballon une solution de :

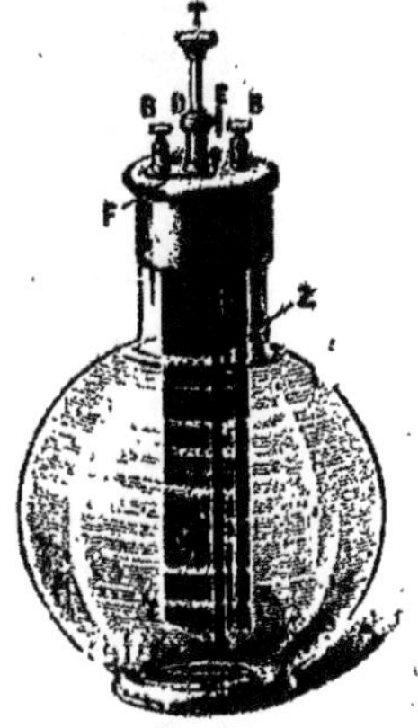

Fig. 3.

Z, zinc.
V, borne négative.
C, charbon.
B, borne positive.
T, tige servant à abaisser ou remonter le zinc.

Eau............................	1.000 gr.
Bichromate de potasse ou de soude.	100 —
Acide sulfurique à 66° Beaumé....	300 —

Le dépolarisant est le bichromate, il fournit de l'oxygène par son acide chromique. Au contact de cet oxygène, l'hydrogène mis en liberté brûle en donnant de l'eau et la polarisation ne s'effectue que très lentement.

Pile Trouvé. — Elle n'est, en somme, qu'une modification de la précédente (*nous donnons en fig. 4 un modèle identique* *à la pile Trouvé*). Sur un bâti en bois (*fig.* 4) sont disposées des cuves dans lesquelles on a mis le liquide dépolarisant suivant :

Eau.................................. 8.000 grammes
Bichromate de potasse ou de soude..... 1.800 —
Acide sulfurique à 66° Beaumé.......... 3.600 —

Dans chaque cuve vient plonger un couple formé de deux

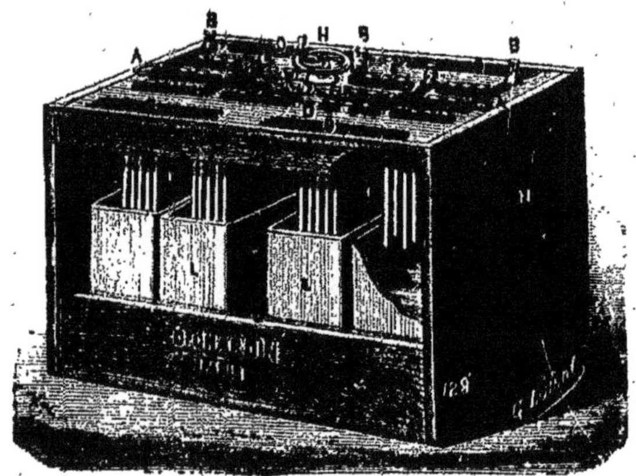

Fig. 4. — Pile genre « Trouvé ».

plaques de charbon et d'une plaque de zinc. On peut à volonté relever ou abaisser ces couples et, par conséquent, faire varier la surface d'action du liquide actif. Les constantes pour chaque élément sont assez exactement :

V = 1,9 volt
R = 0,08 ohm
I = 118 ampères (au moment de l'immersion)

Elle peut être avantageusement employée par les praticiens ne disposant pas du secteur urbain.

Pile Lalande et Chaperon. — Elle se compose d'un vase

cylindrique dans lequel se trouve une dissolution de potasse ;
au fond de ce vase se trouve une petite cuvette en cuivre
dans laquelle se trouve du bioxyde de cuivre ; au dessus se
trouve l'électrode négative formée d'un boudin de zinc
amalgamé.

Cette pile est d'une constance remarquable, sa force électromotrice est très faible, 0,8, mais sa résistance est très
faible aussi, 0,05 d'ohm ; elle peut servir à charger des accumulateurs.

PILES A DEUX LIQUIDES

Pile Bunsen. — Elle se compose d'un vase extérieur en
grès fort, verni, dans lequel on place un vase poreux.
Dans le vase en grès on verse la solution suivante :

```
Eau.................................... 1.000 grammes
Acide sulfurique à 66° Beaumé.........   100     —
```

et on y plonge un cylindre creux de zinc amalgamé, coupé
suivant l'une de ses génératrices. Il forme le pôle négatif.

Dans le vase poreux on met de l'acide azotique à
66° Beaumé, et on y plonge une plaque de charbon de cor-
nue, c'est le pôle positif.

La dépolarisation s'effectue par l'acide azotique qui brûle
l'hydrogène dégagé en lui cédant son oxygène.

Cette pile est d'une constance remarquable, mais elle a
l'inconvénient de dégager des vapeurs nitreuses extrêmement désagréables.

Pile Radiguet. — Dans cette pile, le vase extérieur contient une solution de bichromate de potasse ou de soude,
dans de l'eau ; et le vase intérieur, une solution de :

```
Eau.................................... 1.000 grammes
Acide sulfurique....................     100     —
```

Le charbon plonge dans le premier vase sous un cylindre creux et le zinc plonge dans le vase poreux dans une cuvette contenant du mercure, de telle sorte que l'amalgamation reste constamment entretenue. Voici, à titre de renseignement utile, quelques-unes des constantes de cet élément de 21 centimètres de hauteur totale :

$$E = 2 \text{ volts à } 2,05 \text{ volts}$$
$$I = 2 \text{ ampères } 50$$

Pile Poggendorff. — La pile Poggendorff est une modification très avantageuse de la pile de Bunsen : la disposition est identique à cette dernière, les solutions seules changent.

Dans le vase en grès extérieur, on met une solution concentrée à chaud de :

Eau.. 3 parties
Chlorure de sodium................................ 1 partie

et dans le vase poreux une solution de :

Bichromate de potasse.......... .... 100 parties
Acide sulfurique.................................. 300 —
Eau .... 1.000 —

Les constantes de cette pile sont sensiblement identiques à celles de la pile Bunsen.

Pile Daniel. — La pile Daniel se compose d'un vase extérieur en grès ou en verre dans lequel plonge un cylindre creux de zinc amalgamé ; on y verse une solution de :

Eau.. 1.000 grammes
Acide sulfurique.............................. 100 —

Le vase intérieur poreux contient une solution concentrée de sulfate de cuivre ; on y plonge un cylindre de cuivre.

L'hydrogène suivant le courant est entraîné sur le cuivre et, en traversant le sulfate, il le décompose en cuivre et en SO^4, qui se dirige sur le zinc et, se combinant avec H^2, forme de l'acide sulfurique ; ainsi s'effectue la dépolarisation :

$$SO^4 + H^2 = SO^4H^2$$

Voici les constantes normales de cette pile :

$$V = 1,07 \text{ volt}$$
$$R = 0,2 \text{ à } 0,8 \text{ d'ohm}$$

Pile Callaud. — C'est une simple modification de la précédente, on y supprime le vase poreux pour éviter la trop grande résistance. Les deux liquides sont dans le même vase et superposés.

§ III. — UTILITÉ DES PILES

Les piles nous seront d'une grande utilité, soit seules, soit complétées par les accumulateurs, quand nous n'aurons pas à notre disposition un courant urbain. Parmi celles que nous venons d'étudier, quelles sont principalement les meilleures, et parmi ces meilleures quels sont les avantages que nous pourrons tirer plus particulièrement de chacune ?

Les piles Trouvé, Radiguet et Poggendorff seront avantageusement employées seules, c'est-à-dire directement sur les appareils. Nous hésitons à recommander la pile Grenet, car elle s'use très rapidement. La pile Bunsen serait très utile seule, mais elle a l'inconvénient de répandre des vapeurs nitreuses extrêmement désagréables.

Pour son utilisation, il faudrait disposer d'un local isolé et amener le courant aux appareils avec des fils de section suffisante, ou encore les faire servir à charger des accumulateurs pendant la nuit et la période du jour, où l'on n'aura pas d'épreuve à faire.

Les piles Lalande et Chaperon, Daniel, Callaud ne pourront être utiles que tant qu'elles seront complétées par des accumulateurs.

B. — ACCUMULATEURS

§ 1

Considérons une pile formée de plusieurs couples ; si nous réunissons les deux bouts du fil conducteur chacun à une feuille de plomb et que nous remplissions la cuve dans laquelle elles plongent d'eau acidulée, le courant la traversera comme un fil conducteur, mais non pas toutefois sans produire une réaction chimique. Pourtant, elle ne sera visible que lorsqu'une couche d'un enduit brunâtre se sera déposé sur la lame positive et que la lame négative sera recouverte d'une couche de plomb pulvérulent. A ce moment, des bulles d'hydrogène et d'oxygène commenceront à se dégager des plaques négative et positive.

Voici ce qui s'est passé : au moment de l'immersion les deux plaques étaient recouvertes d'une couche d'oxyde de plomb ; l'hydrogène formé H^2 sur l'électrode négative s'est uni à l'oxygène de cet oxyde pour former de l'eau H^2O et précipiter le plomb, ce qui donne la formule :

$$H^2 + PbO = Pb + H^2O$$

Le plomb débarrassé de son oxyde s'est alors régénéré et est resté fixé sur la lame positive ; l'oxygène a oxydé à nouveau l'oxyde de plomb préalablement formé à l'air, et a produit un oxyde double de plomb PbO^2, ou oxyde puce, nom qui lui vient de sa couleur brunâtre. Ce n'est que lorsque ces phénomènes ont été accomplis que le dégagement des gaz s'est fait.

Si nous interrompons le courant, et que nous remplacions la batterie de piles par un galvanomètre, nous remarquerons qu'il est traversé par un courant de sens inverse à celui qui a engendré les phénomènes que nous venons d'étudier.

Nous expliquerons ce phénomène en disant que le plomb resté à l'état pur sur l'une des lames (positive) produit le même effet que le zinc, au contact de l'eau acidulée, c'est-à-dire qu'il a tendance à brûler et engendre par là un courant de sens inverse au premier, celui qui a donné naissance au phénomène précédent.

Ce que nous venons de voir est le principe des accumulateurs électriques avec cette seule différence que, dans le commerce, on réunit plusieurs plaques ensemble pour obtenir un appareil de longue durée (*fig.* 5).

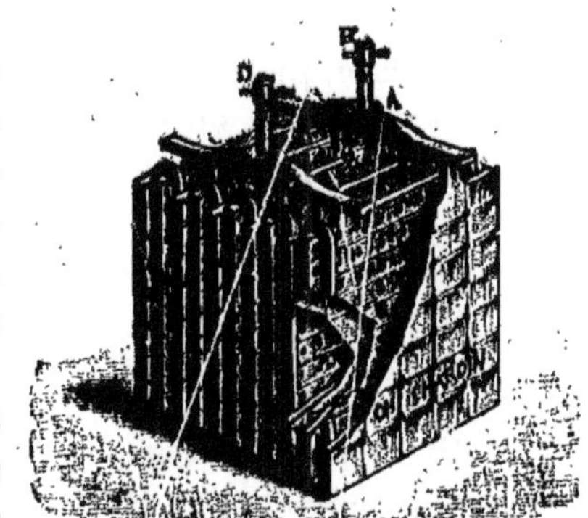

Fig. 5. — Accumulateur.

Cette figure montre la disposition des plaques. En C est le pôle positif, et en A le pôle négatif.

CHARGE ET DÉCHARGE

L'intensité de courant de charge nécessaire à une batterie d'accumulateurs est proportionnelle à la surface d'étendue des plaques et au poids total de l'appareil. Elle est d'environ 1 ampère par kilogramme de plomb.

Quand on charge un accumulateur, on remarque que sa charge monte rapidement de 0 à 1,8, puis plus lentement à 2,1, s'y maintient quelque temps, monte encore jusqu'à 2,5 et même 2,8; on dit que le régime de charge est atteint, car alors des bulles de gaz se dégagent.

Une fois l'appareil chargé, sa charge de 2,8 à 2,5 descend

rapidement à 2,3 et 2,1 ; son intensité sera alors de 1,90 à 2,05 ; si nous fermons le circuit de notre accumulateur sur une lampe, nous verrons que sa courbe varie très rapidement de 2,3 à 2,1 : elle tombe sans transition à 1,95 et même 1,90 ; elle se maintient pendant un temps assez long à cette période, puis descend rapidement à 1,80 et au dessous ; mais on a soin alors d'arrêter l'appareil, bien que sa charge ne soit pas épuisée, de façon à ne pas compromettre sa vitalité. On a alors la limite de décharge, comme on avait tout à l'heure la limite de charge.

RENDEMENT

En général, le rendement en énergie des accumulateurs ne dépasse pas 75 0/0, quoique, en réalité, ce chiffre soit majoré. On calcule l'énergie d'une batterie en multipliant le nombre d'ampères-heures de charge par 2,1 ; l'énergie rendue peut aussi être le produit des ampères-heures de décharge par 1,95.

Le rapport en énergie est le rapport de l'énergie fournie et de l'énergie rendue.

PUISSANCE

La puissance d'une batterie est : *Le travail par seconde de la batterie pour un débit normal* (M. C. Lebois, *Électricité industrielle*). On la détermine en multipliant l'intensité I par la force électromotrice. Elle est alors exprimée en watts ; or nous savons que, pour faire un cheval-vapeur, il faut 736 watts, nous n'aurons donc qu'à diviser le nombre de watts par 736 pour avoir la puissance en chevaux-vapeur.

TYPES D'ACCUMULATEURS

On trouve dans l'industrie un nombre considérable d'accumulateurs (*fig.* 6); nous allons simplement en décrire un, qui nous servira de type classique.

Un accumulateur est formé d'une grande cuve en verre carrée, dans laquelle est une solution d'eau et d'acide sulfurique.

Dans cette solution plongent, d'une part, des plaques de plomb positives, écartées l'une de l'autre, et, d'autre part, en antagonisme, d'autres plaques de plomb qui rentrent sans y toucher entre les premières ; elles sont tenues constamment éloignées les unes des autres au moyen de tiges de verre (*fig.* 5).

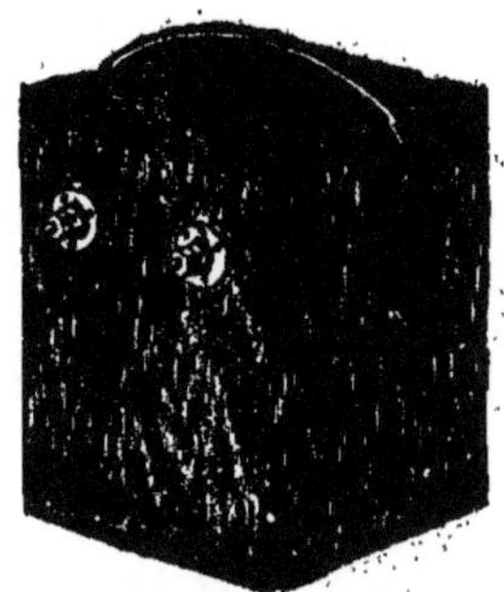

Fig. 6. — Accumulateur médical.

Les plaques d'un côté forment le pôle positif, et les plaques du côté opposé, le pôle négatif.

Parmi les accumulateurs usuels, nous citerons : Fulmen, Tudor, Blot, Planté, Gadot, Faure, Boëse, Julien, etc...

§ II. — UTILISATION DES ACCUMULATEURS

Les accumulateurs exigent, pour fonctionner, un courant initial ou de charge; nous pourrons le produire au moyen des piles, d'une dynamo ; ou bien alors nous chargerons le courant d'un secteur.

Les accumulateurs se chargent en réunissant leur pôle positif au pôle positif de la pile, et leur pôle négatif au pôle négatif de la pile. Son action ne sera terminée qu'au bout d'un temps assez long variant avec l'intensité du courant de charge.

Une fois chargés, ils se couplent soit en tension, soit en quantité, soit en mixte, exactement comme les piles.

DEUXIÈME SECTION

MACHINES

§ I. — PROLÉGOMÈNES

Les machines peuvent se diviser en deux genres :

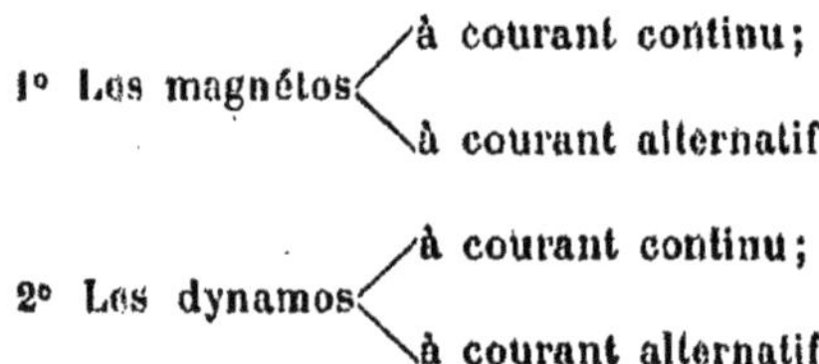

Les premières ne sont guère utilisées que pour de courtes expériences de laboratoire. Nous nous contenterons d'étudier ici les dynamos qui, sous les plus petites formes, sont d'un plus grand rapport que les magnétos.

Les dynamos peuvent produire un courant sans source préalable.

Elles transforment le mouvement de rotation en courant électrique et nécessitent donc un moteur quelconque.

Les dynamos sont formées d'un inducteur et d'un induit ; nous allons étudier ces deux pièces simultanément.

A. — INDUCTEUR

L'inducteur est cette pièce de la dynamo qui par le flux magnétique engendré donne naissance au courant qui circule dans l'induit.

Il est formé de deux noyaux de fonte douce dont deux des extrémités sont réunies par une culasse de section supérieure aux noyaux ; les extrémités supérieures vont en s'épanouissant pour embrasser l'anneau de l'induit A, A (*fig. 7*).

Sur ces noyaux sont enroulées des bobines d'un fil de cuivre isolé très long formant un électro-aimant puissant. La forme des inducteurs varie infiniment ; nous prendrons comme type celui de Graham.

B. — INDUIT

L'induit d'une dynamo est formé de deux parties : 1° l'anneau ; et 2° le collecteur.

1° L'anneau. — α. C'est la pièce mobile D (*fig.* 7) qui, pendant la marche de la machine, est le siège des courants formés.

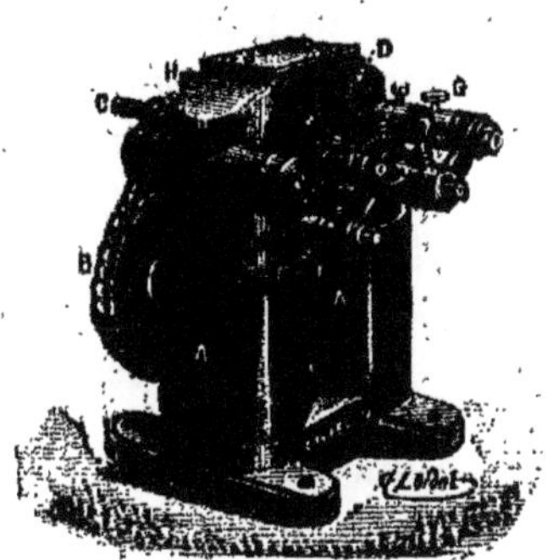

Fig. 7. — Dynamo.

A-A, inducteur.
I, anneau induit.
E, collecteur de courant.
F-F', balais ou frotteurs.
C, axe.
D, poulie d'entraînement.

Dans les machines du type Graham il est fait d'un rouleau de fil de fer doux, recuit, vernissé et isolé par couches pour empêcher les courants de Foucault ou, tout au moins, pour les atténuer.

Dans les machines dites à tambour, il est constitué par des rondelles de tôle de fer doux recuites et isolées entre elles par des feuilles de papier ; elles sont fixées et serrées sur l'axe au moyen de deux écrous. On a ainsi un cylindre allongé.

Revenons au type Graham : l'anneau étant fait, on le fixe sur l'arbre au moyen d'une croix en bronze ; puis, on enroule autour de lui suivant ses génératrices des sections égales de fil, chaque bout commençant d'une section étant réuni au bout finissant de l'autre ; on obtient ainsi un circuit fermé sur lui-même. Nous verrons, en parlant du collecteur, où aboutissent les sections de fil.

2° Collecteur. — β. Le collecteur E (*fig.* 7) est formé d'un cylindre isolant en fibre ou en bois dur qui peut se fixer sur l'axe en avant de l'anneau induit. Sur ce cylindre sont fixées des pièces de cuivre en forme d'équerre munies d'une tête à leur extrémité libre, où viennent aboutir respectivement une section commençante et une finissante sur chaque bobine de l'induit. C'est ce petit appareil qui servira, au moyen des frotteurs ou balais F, F' (*fig.* 7), à recueillir le courant formé pendant la rotation.

FONCTIONNEMENT

Au premier abord, il semble que, l'appareil assemblé, et l'anneau tournant entre ses pièces polaires, il ne puisse se produire aucune manifestation électrique. Il faudrait donc lancer un courant d'emprunt dans les électros pour faire naître du magnétisme capable alors de produire un courant induit. Il n'en est rien.

La fonte de fer a été, au préalable, aimantée par un courant lancé dans les électros, et c'est cette faible aimantation qui sera le point de départ des courants de plus en plus forts. Voici comment cela se passe :

Si nous faisons tourner l'induit, il naîtra dans ses spires un courant très faible à la vérité, mais qui, parcourant les bobines des électros, augmentera leur magnétisme. Un magnétisme plus fort engendrera un courant plus fort, et ainsi de suite. Le courant atteindra ainsi un maximum d'une façon régulière et continue.

Il ne faut pas croire pour cela que le courant augmentera continuellement, non, car il est une limite magnétique vers laquelle on tend et que l'on n'atteint jamais.

RENDEMENT

On dit qu'une dynamo a un rendement de R watts, en faisant le rapport entre sa puissance utile E . I et la puissance P qu'elle absorbe pour fournir un courant; on obtient ainsi la formule suivante :

$$R = \frac{E \cdot I}{P}$$

1° On calcule le voltage E et l'intensité I au voltmètre et à l'ampèremètre du circuit; le produit de ces deux valeurs représente la puissance utile en watts;

2° On note au dynamomètre la force absorbée par la dynamo pour produire les constantes précédentes; on l'a en kilogrammètres; pour l'obtenir en watts, on la multiplie par 9,81;

3° On compare alors les deux valeurs E . I et P, et l'on obtient le rendement de la machine suivant la formule donnée.

§ II. — DE L'UTILISATION DES COURANTS CONTINUS

En général, les courants continus nous sont fournis par un secteur urbain, nous les utiliserons avec un réducteur de potentiel, suivant la force de nos lampes. Mais avant, nous devrons faire subir aux interruptions rapides au moyen d'appareils spéciaux et indispensables, les interrupteurs. Il en sera fait mention dans un article spécial et simple.

COURANTS ALTERNATIFS
§ I. — PROLÉGOMÈNES

Dans les machines, les courants engendrés sont toujours alternatifs; ce n'est qu'au moyen d'un artifice : le collecteur, qu'ils sont rendus continus (Sarrazin, *Cours d'Électricité*, 1898).

Considérons une spire de fil tournant entre les pôles d'un électro-aimant; supposons cette spire à son point de départ, soit en position verticale sur les lignes de force. Si nous réunissons ses deux extrémités à un galvanomètre, nous constaterons qu'elle n'est le siège d'aucun courant; mais, si nous la déplaçons d'un quart de tour dans les pôles de l'électro, soit de gauche à droite, nous constaterons au galvanomètre la formation d'un courant qui atteindra son maximum suivant la parallèle des lignes de force et qui ira en décroissant pendant le second quart de tour que nous lui ferons décrire.

Si nous continuons à faire évoluer cette spire pour la faire revenir à son point de départ, nous verrons encore qu'un courant y a pris naissance, de sens inverse au premier, et dans les mêmes conditions, c'est-à-dire qu'il aura été en croissant de 0 à 1 pour décroître de 1 à 0.

Traçons un graphique de ce courant; nous aurons, en prenant X comme point de 0, une courbe qui augmentera de 0 à 1, en passant par 0,1 — 0,2 — ..., — 0,9 — et 1, pour redescendre ensuite en décroissant de 1 à 0; puis, elle croîtra encore, mais en sens inverse, de 0 à 1 pour redescendre de 1 à 0.

Analysons cette sinusoïde; mais, avant, supposons que la spire ait tourné à la vitesse de 10 tours pour une seconde; nous aurons la vitesse exacte d'un tour en divisant la seconde en dix parties égales, d'où:

$$T = \frac{1}{10} \text{ de seconde}$$

pour un tour complet.

Le premier temps pendant lequel le courant croît de 0 à 1 nous l'appellerons XA, et nous le représenterons en temps par

$$T = \frac{\frac{1}{10}}{x},$$

x représentant le nombre de quart de tours, sachant que nous en avons quatre ; nous donnerons la valeur exacte de T qui est :

$$T = \frac{1}{4} \text{ de } \frac{1}{10} \text{ de seconde.}$$

Voilà le premier temps défini, nous le nommerons *phase*.

Le second temps T_1, où le courant du même sens ira en décroissant, sera la deuxième *phase*. Le troisième temps où le courant ira en croissant de sens inverse sera la troisième phase, et le quatrième temps où ce dernier courant ira en décroissant sera la quatrième *phase*.

L'ensemble de ces quatre *phases* : T, T_1, T_2, T_3, formera une *période*, et le nombre de *périodes* à la seconde nous donnera la *fréquence* du courant.

ALTERNATEURS

Ce sont des machines dynamos qui engendrent des courants alternatifs. Le principe qui leur sert de base vient d'être décrit aux prolégomènes.

Ils sont de plusieurs genres, suivant qu'il y a un noyau de fer doux dans leur induit ou qu'il n'y en a pas ; suivant aussi que l'induit est mobile ou immobile, et inversement pour l'inducteur.

Les différents alternateurs employés de nos jours sont les Ferranti, les Labour, Thury, Siemens, Brown et Boveri, Westinghouse, etc.

§ II. — COURANTS POLYPHASÉS

On appelle ainsi des courants, au nombre de deux, trois ou quatre, qui ne correspondent pas en phases et se complètent mutuellement. Soient deux courants : le premier XAOBX', quand il atteint son maximum en A ; le second $ZX_1A_1B_1X''$

atteint son minimum, et ainsi de suite; nous aurons un courant qui sera en retard sur le premier de 1/4 de période ou d'une phase; on dira que le courant est diphasé.

Si, au contraire, nous avons trois courants, le premier se trouvera en avance sur le second de 1/3 de période et le second sera en avance du même temps sur le troisième. Ce sera un courant triphasé.

ALTERNATEURS POLYPHASÉS

Ils ne diffèrent des alternateurs monophasés que par l'induit dont le nombre des bobines est double ou triple des bobines inductrices au lieu d'être égal à ces derniers, comme dans les alternateurs monophasés.

DE L'UTILISATION DES COURANTS ALTERNATIFS

Les courants alternatifs sont employés redressés au moyen d'un transformateur rotatif.

Ils peuvent encore servir à actionner directement les bobines au moyen d'une soupape, sorte de tube à vide qui ne laisse passer que le courant d'un seul sens et branché sur l'induit de la bobine, directement avant le tube de Crookes.

TROISIÈME SECTION

DES MACHINES ÉLECTROSTATIQUES

§ I

On donne ce nom à des machines productrices d'un courant continu.

Elles sont basées sur l'électrisation par frottement et influence. De là deux classes:

1° Machines à frottement;

2° Machines à influence.

Leur généralisation ne se fait pas en radiographie. Même si l'on ne possède pas de secteur urbain, on aura plus d'avantage à utiliser une bobine de Ruhmkorff marchant sur accumulateurs, chargés la nuit et utilisés le jour, une pile étant là tout exprès pour effectuer la charge.

Les inconvénients des machines statiques sont :

1° L'inconstance de leur débit;

2° La nécessité absolue d'employer un moteur mécanique ou humain.

Si, donc, on est obligé d'employer un moteur humain, la régularité de la rotation ne sera pas assurée, et le débit sera forcément inconstant. Voilà donc la nécessité d'un moteur plus régulier qui s'impose; nous emploierons soit un moteur à pétrole, soit un moteur électrique. Le premier sera trop embarrassant, et, si nous avons le second, c'est que nous avons le courant nécessaire pour l'actionner. Dans ces conditions, il sera bien préférable d'utiliser notre source d'énergie électrique sur une bobine.

Nous passerons sous silence les diverses machines connues de nos jours; nous ne ferons qu'étudier la Wimshurst, la plus commune et la plus avantageuse radiographiquement parlant.

MACHINE DE WIMSHURST

C'est une bipolaire à influence.

Elle est formée de deux plateaux en verre ou en ébonite qui tournent en sens inverse l'un de l'autre au moyen d'une manivelle.

Sur le pourtour de ces disques sont fixés de petits morceaux de papier d'étain; des balais fixes frottent sur ces petits secteurs. Les plateaux tournent entre des peignes en fer à cheval qui servent de prises de courant l'un et l'autre (*fig.* 8).

Pour amorcer la machine, on met en contact les deux boules de l'éclateur; puis, quand on commence à voir aux balais une lueur violette, on écarte les branches de l'excitateur; de bruyantes étincelles éclatent alors.

On construit ces machines à 2, 4, 6, 8 et même 12 pla-

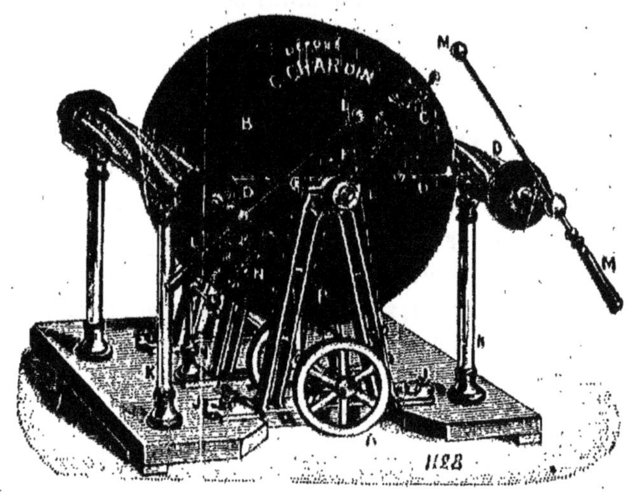

Fig. 8. — Machine statique.

teaux; dans les modèles récents ces derniers sont en verre et dépourvus de secteurs pour les amorcer : on réunit les boules de l'excitateur, et l'on maintient les mains appliquées contre les plateaux jusqu'à ce qu'une lueur violette soit visible aux balais.

Les courants statiques seront employés directement sur le tube de Crookes.

ARTICLE II

GÉNÉRATEURS DE RAYONS RÖNTGEN

§ I. — COURANTS INDUITS

On appelle courants d'induction : des courants qui prennent naissance dans un circuit fermé placé dans un champ magnétique intense quand on produit d'une manière quelconque une variation du flux d'induction reçu par le circuit (Sarrazin, *Cours d'électricité*, 1898).

Les courants d'induction peuvent être produits de différentes façons : soit par des courants, soit par des aimants, soit par la terre.

C'est Faraday qui, le premier, en 1831, fit les expériences fondamentales de ces courants et donna les lois qui les régissent.

LOIS DE L'INDUCTION

SENS DU COURANT

A. — PRODUCTION D'UN COURANT PAR UN COURANT

α. *Un courant qui s'approche, commence, augmente, fait naître dans un circuit voisin un courant de sens inverse à lui.*

β. *Un courant qui est fixe et reste fixe ne donne aucun courant.*

γ. *Un courant qui était fixe, qui diminue et finit, fait naître dans un circuit voisin un courant de même sens que lui.*

B. — PRODUCTION DE COURANT PAR UN AIMANT

α′. Un flux magnétique qui s'approche, commence, ou augmente, donne dans un circuit voisin de lui un courant de sens inverse à ses lignes de force.

β′. Un flux magnétique qui est et reste fixe ne donne aucun courant.

γ′. Un flux magnétique qui était fixe, qui diminue et finit, fait naître dans un circuit voisin un courant de même sens que ses lignes de force.

PRODUCTION DE COURANT PAR LA TERRE

α″. Étant donnée la terre comme inducteur; un solénoïde, parallèle à l'axe de l'aiguille d'inclinaison, écarté brusquement de sa position, dans le sens des lignes de force du magnétisme tellurique, est le siège d'un courant accusé par le galvanomètre.

DÉMONSTRATION DES LOIS QUI RÉGISSENT L'INDUCTION

A. — INDUCTION PAR LES COURANTS

α. Un courant qui s'approche, commence et augmente, fait naître dans un circuit voisin un courant de sens inverse à lui.

Considérons, d'une part, une bobine creuse formée par un fil très fin et très long, dont les extrémités sont réunies à un galvanomètre, et, d'autre part, une autre bobine à fil gros et court réuni à une pile et pouvant rentrer dans la première bobine. Cette dernière s'appellera bobine induite; et la seconde à gros fil, bobine inductrice. Si, dans B, ou bobine à gros fil, le courant circule de *a* vers *b*, approchons-la de A, bobine à fil fin; nous constaterons que cette dernière est le siège d'un courant qui ira en augmentant au fur et à mesure que nous enfoncerons B dans A.

Le sens du courant produit sera tel qu'il tendra à s'opposer à celui qui lui a donné naissance, d'où une règle générale pour définir le sens d'un courant induit :

Le sens du courant induit est tel que l'action électromagnétique du champ sur ce courant tende à s'opposer au mouvement effectué (loi de Lenz, 1832).

Il est donc, comme nous le voyons, opposé à celui de B.

β. *Un courant qui est et reste fixe ne donne aucun courant dans un circuit voisin de lui.*

Considérons les mêmes bobines, A et B. Si nous laissons continuellement B dans A, aucun courant ne sera accusé par le galvanomètre, et cependant il passe bien un courant inducteur dans B.

γ. *Un courant qui était fixe, qui diminue et qui finit, fait naître dans un circuit voisin de lui un courant induit de même sens que lui, ou direct.*

Retirons B de A ; nous constaterons que le galvanomètre, qui, pendant tout le temps de la loi β, était à zéro, prendra une direction de sens inverse à la première A, c'est-à-dire de droite à gauche.

Le courant engendré sera direct au courant inducteur.

B. — INDUCTION PAR LES AIMANTS

α'. *Un flux magnétique qui s'approche, ou naît et augmente, détermine dans un circuit voisin de lui un courant induit inverse à ses lignes de force.*

Pour démontrer cette loi, nous n'avons qu'à prendre, au lieu d'une bobine B, un aimant puissant B'. Si nous approchons cet aimant de la bobine A, un courant induit y prendra naissance qui sera de sens inverse aux lignes de force de l'aimant.

β'. *Un flux magnétique qui est et reste fixe ne donne aucun courant.*

Laissons en effet l'aimant dans la bobine, l'aiguille du galvanomètre reviendra à zéro.

γ'. *Un flux magnétique qui était fixe, qui diminue et finit, fait naître dans un circuit voisin un courant de même sens que lui.*

Si nous retirons B' de A, nous remarquerons que l'aiguille du galvanomètre accusera passage d'un courant induit qui sera de même sens que les lignes de flux de l'aimant B', et de sens inverse au premier courant formé (loi α').

C. — INDUCTION TELLURIQUE

Étant donné la terre comme inducteur, un solénoïde S parallèle à l'aiguille d'inclinaison, écarté brusquement de sa position par une rotation sur son centre, sera le siège d'un courant d'induction dont le maximum sera exactement au moment perpendiculaire γ' de ce solénoïde par rapport à sa position première.

FORCE ÉLECTROMOTRICE D'INDUCTION

Nous allons seulement énoncer cette loi, sans entrer dans d'autres détails.

On dit que la force électromotrice d'induction (F. E. M.) est égale au produit de la variation du flux F par le nombre de spires S divisé par le temps T de la variation.

Soit :

$$F. E. M. = \frac{F \cdot S}{T} = x,$$

§ II. — MACHINE DE RUHMKORFF

La machine type de Ruhmkorff est un appareil d'induction destiné à produire des courants induits très rapides et très puissants dans un intervalle de temps très restreint.

Elle repose, comme principe et construction, sur les lois de l'induction précédemment énoncées.

Elle tient en même temps de l'induction par les courants et par les aimants.

THÉORIE DE LA BOBINE DE RUHMKORFF

Soit une bobine creuse A recouverte un grand nombre de fois d'un fil très long et très fin et dont les extrémités sont réunies à un galvanomètre. Soit, d'autre part, à l'intérieur de cette bobine, une autre bobine B à fil gros et court qui contient un noyau de fer doux ; réunissons ses bornes au pôle d'une pile P ; enfin, sectionnons le fil en un point quelconque et dénudons-le ; il nous servira à interrompre et remettre le courant.

Considérons maintenant l'appareil au travail. Si nous mettons en contact les deux bouts du fil dénudé, le courant passera instantanément dans la bobine B, aimantera le noyau de fer doux et, au même moment où il passera dans le gros fil, fera naître dans le circuit de la bobine A un courant induit qui, d'après la loi du sens des courants induits, tendra à s'opposer par une contre-force électromotrice à la formation du premier (*inducteur*) ; il sera de sens inverse.

Ce sont les lignes de force du solénoïde B, en même temps que le flux magnétique du noyau de fer doux, qui ont engendré ce courant instantané.

Coupons maintenant le circuit. L'aiguille de notre galvanomètre, qui était revenue à 0, déviera cette fois dans un sens opposé et nous indiquera par conséquent la formation d'un courant de sens inverse au premier, mais que nous constaterons de même sens que le courant inducteur qui lui a donné naissance.

DESCRIPTION DE LA BOBINE TYPE RUHMKORFF

α. INDUCTEUR. — β. INDUIT. — γ. TREMBLEUR. — δ. CONDENSATEUR
ε. FONCTIONNEMENT DE LA BOBINE

α. **Inducteur.** — C'est lui qui engendre les courants induits. Il est formé d'un noyau de fil de fer doux isolé au vernis (*fig*. 9), sur lequel est enroulé un fil court et de forte section, de façon à permettre le passage facile d'un courant de grande intensité ; les deux extrémités du fil inducteur aboutissent à des bornes respectives.

β. **Induit.** — L'induit est le siège de courants rapides ou d'induction. Il est constitué par une bobine creuse (*fig*. 9), sur laquelle est enroulé un grand nombre de fois un fil très fin et très long, environ 100.000 mètres et même davantage sur les grosses bobines. A l'intérieur de cette bobine peut rentrer l'inducteur.

γ. **Trembleur.** — Le trembleur ou interrupteur est destiné à produire des interruptions rapides dans le courant inducteur et, par suite, à faire varier le flux un grand nombre de fois.

Il se compose (*fig*. 10) d'une tête en fer doux E fixée à un ressort fixé. Cette tête de fer doux s'applique sur un contact en platine F monté sur une tige de cuivre fixé. Le courant entre dans la bobine par la borne A, sort de la bobine pour passer dans la tête de fer doux, puis dans le contact en platine, et revient à la pile par la borne A'.

3. Condensateur. — Le condensateur est destiné à amortir les courants de self-induction qui se produisent dans l'in-

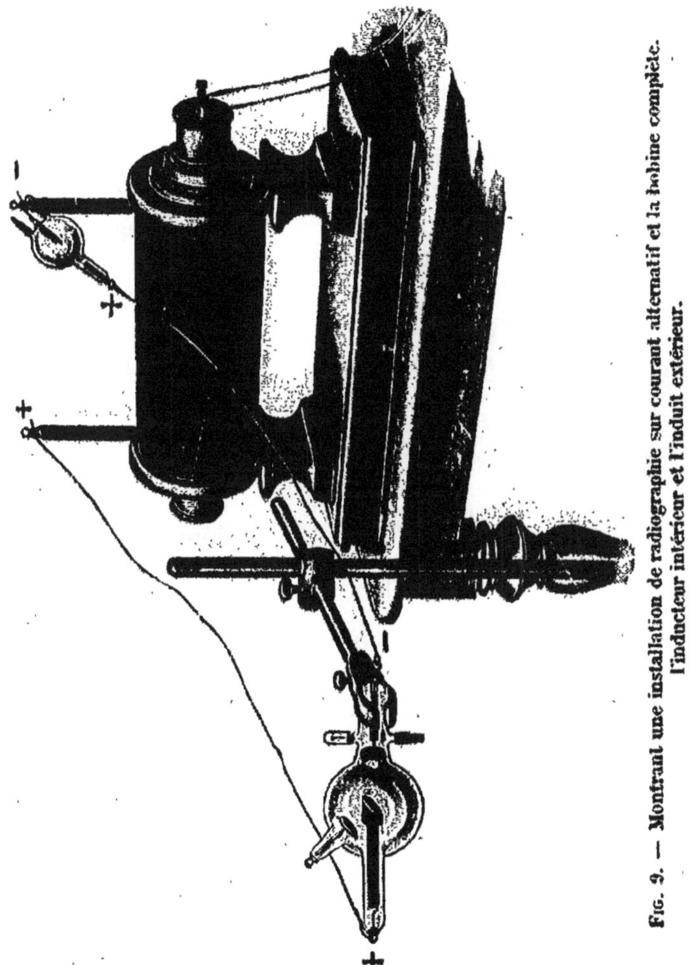

Fig. 9. — Montrant une installation de radiographie sur courant alternatif et la bobine complète. l'inducteur intérieur et l'induit extérieur.

ducteur à la rupture et, par suite, à rendre plus rapide l'interruption du courant inducteur, d'où F. E. M. plus considérable dans l'induit.

Il est formé de lames d'étain superposées et séparées par des feuilles de papier résiné (*condensateur de Fizeau*) ou, dans les grosses bobines, par des feuilles de verre ou de mica. Les feuilles de papier isolent complètement entre elles les feuilles d'étain qui sont réunies par leur parité du même nom à deux fils placés en dérivation sur l'inducteur.

2. **Fonctionnement de la bobine.** — Si nous lançons un courant de pile dans l'inducteur, que va-t-il se passer? Le courant engendrera un flux intense dans le noyau de fer doux; ce flux fera naître dans la bobine à fil fin un courant induit de sens inverse au flux qui lui a donné naissance[1].

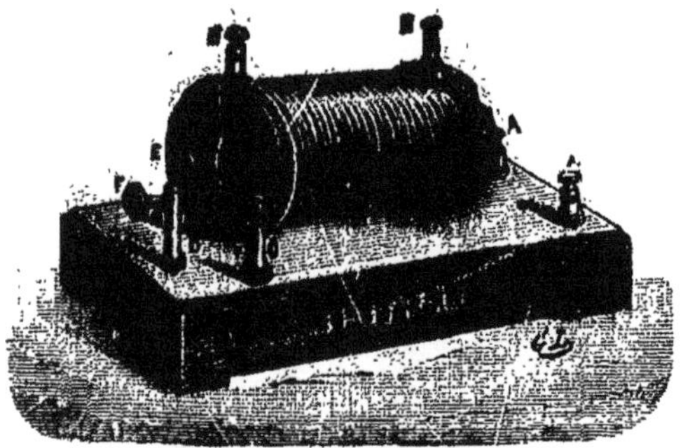

Fig. 10. — Type de petite bobine d'induction avec un interrupteur trembleur.

Puis plus aucun courant ne se formera[2]; il faudrait interrompre brusquement l'interrupteur, le trembleur se charge de cela.

En effet, aussitôt que le flux a pris naissance dans le noyau, la tête de fer doux E (*fig.* 10) sera attirée, le courant sera rompu, et un courant induit, direct cette fois, prendra naissance dans la bobine à fil fin[3].

La tête de fer doux reprendra sa position sur le contact de platine, le circuit sera fermé de nouveau, et ainsi de suite: les mêmes phénomènes se reproduiront.

Le condensateur se chargera à chaque interruption par le

1. Première loi de Faraday.
2. Deuxième loi de Faraday.
3. Troisième loi de Faraday.

courant de self engendré dans l'inducteur à chaque fermeture
et permettra une interruption plus rapide, puisqu'il y aura
absence de ce courant. Or, comme la F. E. M. d'induction
est en raison inverse comme grandeur de la durée de la modification du flux inducteur, il s'en suivra que le courant
induit sera augmenté dans ces proportions. Cette charge du
condensateur sera lancée dans la bobine inductrice en même
temps que le courant sera rétabli par le trembleur.

EFFETS DE LA DÉCHARGE A TRAVERS LES CORPS DANS L'AIR ET DANS LE VIDE — LONGUEUR DE L'ÉTINCELLE

La bobine de Ruhmkorff, que nous venons d'étudier,
produit des étincelles, qui peuvent varier de quelques mil-

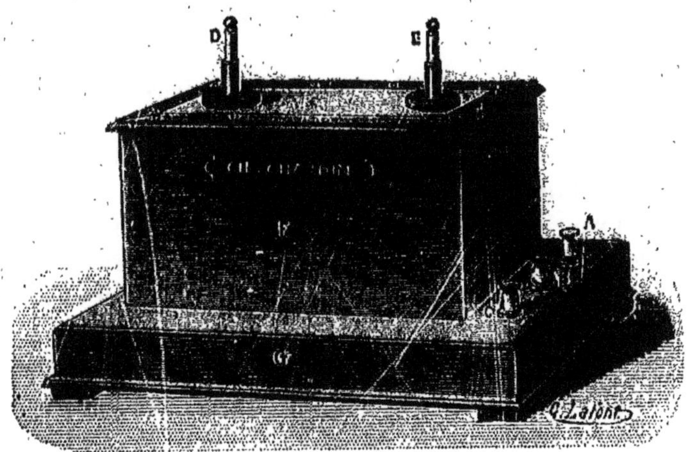

Fig. 11. — Bobine d'induction autre genre.

limètres à un mètre dans les plus grosses bobines (*fig.* 9 et 11).

Les effets que peuvent produire ces décharges sont extrêmement variés et, depuis les plus petites jusqu'aux plus
grosses, sont identiques et seulement augmentés de force
en raison directe de l'intensité du courant inducteur.

On distingue les décharges conductives et disruptives. Comme décharges conductives, nous citerons la volatilisation de fils métalliques, le percement d'une plaque de verre qui est diélectrique, d'un morceau de carton.

Comme décharges disruptives, nous citerons : l'étincelle qui éclate entre les pôles d'une bobine, laquelle étincelle peut produire des effets chimiques et thérapeutiques ; l'aigrette qui est la caractéristique du pôle positif, la lueur qui se produit dans le vide, œuf électrique, tubes de Geissler, tubes de Crookes (rayons X ou de Röntgen). Dans l'air la décharge peut être oscillante et donner naissance à des ondes électriques (Hertz-Branly).

§ III. — INTERRUPTEURS DE COURANTS

Les interrupteurs sont des appareils destinés à produire dans le courant inducteur des interruptions rapides ayant pour but de faire varier le flux et, par suite, de produire des courants induits intenses.

Ils peuvent être dépendants ou non de la bobine.

1° *Dépendants :* c'est-à-dire qu'ils fonctionnent directement sur le noyau inducteur et, par conséquent, sont traversés par la totalité du courant.

2° *Indépendants,* c'est-à-dire que, pour qu'ils fonctionnent, il faut une mise en marche produite par un autre courant, comme dans l'interrupteur de Foucault, ou un moteur alternant, monté en dérivation sur le circuit principal.

Les interrupteurs peuvent être de plusieurs genres. Nous distinguerons :

1° Les trembleurs ;

2° Les interrupteurs à mercure ;

3° Les interrupteurs rotatifs ;

4° Les interrupteurs électrolytiques.

INTERRUPTEURS TREMBLEURS

Les interrupteurs trembleurs sont tous établis sur le même principe : ils comprennent, d'une part (*fig.* 10), une lame élastique portant à l'une de ses extrémités : 1° d'un côté, une tête de fer doux en regard du noyau magnétique ; 2° du côté opposé, une pastille de platine destinée à faire le contact, cette lame est fixée à une tige rigide. D'autre part, et en regard de la pastille de platine, se trouve une vis munie à son extrémité d'une tige de platine qui touche le contact du marteau.

Le courant entre par la vis, puis dans le contact en platine, dans la lame élastique, passe dans la bobine et sort de cette dernière pour retourner à la pile. Plus on veut avoir d'interrupteurs rapides, plus on avance la vis, et *vice versa* pour les diminuer.

Ces interrupteurs ont l'inconvénient de ne pouvoir être employés pour de forts courants : en général, au-dessus de 4 ampères, ils doivent être abandonnés, car les contacts fondent et se collent, mettant ainsi la bobine en très grand danger.

INTERRUPTEURS A MERCURE

Ce genre d'interrupteurs[1] tend de plus en plus à disparaître de la pratique courante ; ses inconvénients sont nombreux. Ce fut Foucault qui inventa cet appareil dont tous les autres du même genre ne sont que des dérivés.

1. Nous ne parlons pas évidemment ici, et dans ce sens, des interrupteurs à jet de mercure, Dʳ Max Lévy, Hirschmann, de l'Allgemeine Elektricitäts Gesellschaft, etc.... ni des interrupteurs à mercure mus par un moteur, Ducretet, Max Kohl, Gaiffe, Villard, Rochefort, etc..., car ce sont des appareils d'un autre genre et ayant fait leurs preuves.

Interrupteur Foucault. — Il se compose essentiellement d'une tige mobile en son milieu; à l'une des extrémités, se trouve une petite masse de fer doux située immédiatement sur un électro-aimant. L'autre extrémité est munie de deux petites tiges de platine plongeant dans deux godets indépendants contenant du mercure recouvert d'une couche d'alcool destinée à atténuer les étincelles d'extra-courant de rupture et à donner ainsi des interruptions plus rapides.

L'électro-aimant est alimenté par une pile locale indépendante, son courant traverse l'électro, une des tiges de platine, le mercure, et revient à la source. Le courant principal (bobine) passe dans l'autre godet, de là dans la seconde tige de platine, et revient par l'inducteur à la source d'énergie.

Quand le courant de la pile locale est établi, l'électro attire la masse de fer doux; le contact est alors rompu dans les deux godets, le levier revient à sa place, et le courant de nouveau rétabli provoque une autre attraction.

INTERRUPTEURS ROTATIFS

Nous prendrons comme type celui de Contremoulins-Gaiffe. Il se compose de deux parties, le moteur et la turbine.

Le moteur est branché en dérivation sur le courant principal. On peut régler sa vitesse au moyen d'un rhéostat.

La turbine se compose d'une circonférence isolante en fibre, sur le pourtour de laquelle sont fixées des lames de cuivre qui sont en rapport électrique avec l'axe. Ce dernier sert de prise de courant. Un balai mobile (M) permet de varier le nombre d'interruptions.

Tout l'appareil plonge dans une cuve remplie de pétrole. Quand le courant passe dans la bobine, il est alternativement ouvert et fermé suivant que le balai frotte contre le cuivre ou contre la fibre.

On peut obtenir avec cet appareil des fréquences de
4 à 6.000 à la minute.

INTERRUPTEURS ÉLECTROLYTIQUES

Ce sont évidemment les plus simples et les plus pratiques
de tous, car, outre qu'ils permettent un usage réellement
intensif des bobines ils ont l'immense avantage, tel le
Wehnelt, de redresser le courant alternatif. Celui que nous
venons de citer est l'appareil type;
il est constitué très simplement :

Dans une cuve en verre remplie
d'eau acidulée plonge : d'une part,
et servant d'électrode négative, une
lame de plomb. D'autre part, et fixé
dans une bougie en porcelaine qu'il
dépasse un peu, se trouve un fil de
platine : c'est l'électrode positive.

Le fonctionnement de cet interrupteur est le suivant : dès que le
courant est lancé dans les appareils, il se produit sur l'électrode
positive un phénomène de caléfac-

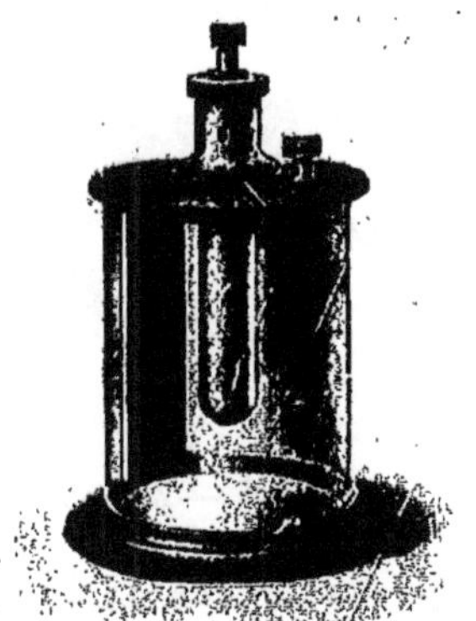

Fig. 12. — Interrupteur électro-
lytique.

tion avec abondant dégagement de gaz. Ce dégagement s'effectue avec une telle rapidité que les interruptions par seconde
sont extrêmement fréquentes.

On a construit dans le même genre un appareil sans fil
de platine, le Caldwell, dont les électrodes sont simplement
constituées par deux lames de plomb plongeant dans une
cuve remplie d'eau acidulée et séparée en deux comparti-
ments par une cloison en porcelaine percée de deux ou
trois trous, même davantage. C'est à leur niveau que se
produisent les interruptions. Cet interrupteur Caldwell a été
modifié : au lieu d'une cuve séparée en deux parties, on a

placé l'une des électrodes dans un tube en porcelaine (*fig*. 12), percé à son extrémité de deux ou plusieurs trous. Le fonctionnement est le même.

§ IV. — TUBES PRODUCTEURS DES RAYONS X

I

DES AMPOULES DE CROOKES

On nomme « ampoules de Crookes » des ballons de verre dans lesquels après arrangement des différentes parties, on a fait un vide au millième de millimètre au moyen d'une trompe à mercure.

Un tube de Crookes se compose (*fig*. 13) d'une cathode, point d'émission des rayons X, faite d'un miroir concave en platine, et

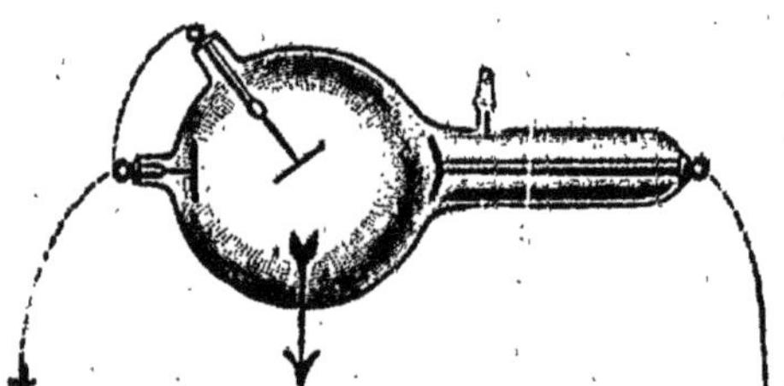

Fig. 13. — Ampoule de Crookes.

de deux anodes dont l'une, anticathode, terminée par un miroir plan, incliné à 45° sur l'axe qui le porte, sert à réfléchir les rayons émis par la cathode.

De ces rayons réfléchis, en pratique, on en adopte un seul qui part du centre de l'anticathode pour sortir du tube en ligne droite (suivant la flèche de la figure 13) ; il déforme moins les images et est le plus pénétrant de tous. Dans la seconde partie de notre travail, nous le prendrons toujours comme rayon type.

En règle générale, il faut toujours réunir les anodes du tube au positif bobine, et la cathode au négatif bobine sous prétexte de voir inverser le tube.

Pour reconnaître le pôle positif de la bobine, on pourra

avoir recours à différents procédés : un qui est très simple consiste, étant dans l'obscurité, à actionner la bobine jusqu'à la limite de l'aigrette et de l'étincelle ; la borne où l'on verra l'aigrette sera la borne positive.

Si l'on ne se trouve pas dans l'obscurité, on pourra faire jaillir l'étincelle entre deux bouts de fil de fer rapprochés l'un de l'autre ; le fil négatif rougira à blanc et entrera bientôt en fusion.

Suivant les besoins on pourra réunir au positif bobine soit les deux anodes, soit l'autre cathode seule ; de cette façon on pourra graduer la force de pénétration des rayons.

Nous recommandons tout spécialement pour les radiographies dentaires d'employer des capuchons en verre de plomb qui ne laissent passer des rayons que ceux absolument utiles. Ces capuchons se trouvent dans le commerce sous différentes ouvertures, 8, 4, 2 centimètres et même plus petits ; mais ils ne pourront nous être d'une utilité sérieuse que tant qu'ils seront de 4 ou 8 centimètres, les ouvertures 2 et au dessous n'ayant leur application qu'en radiothérapie.

11

DIFFÉRENTS ÉTATS DES AMPOULES DE CROOKES

Les différentes périodes d'état d'une ampoule de Crookes ont été nettement définies par M. le Dr Godon et M. Contremoulins.

Ils ont pu établir au Congrès dentaire de Paris (*l'Odontologie*, 24 février 1898) des règles précises de ces périodes. On ne saurait mieux qu'ils ne l'ont fait décrire les quatre états par lesquels passe un tube ; aussi allons-nous reproduire ici ce qu'ils ont dit à ce sujet :

« Les conditions mêmes du problème à résoudre écartent toutes les ampoules de fabrication étrangère, non parce qu'elles sont étrangères, mais parce qu'elles ne conviendraient pas.

« En effet, les tubes à foyers fins, qui donneraient des images assez nettes, entraîneraient des durées de poses trop longues et dangereuses pour les sujets. Et, d'autre part, ceux qui sont à large foyer, qui permettraient une opération prompte, ne donneraient plus de clichés assez fins pour les observations nécessaires :

« Il faut donc, dans le cas spécial qui nous intéresse, une ampoule réunissant la finesse du foyer à la puissance d'émission des rayons.

« Le modèle Colardeau-Chabaud est le seul jusqu'ici remplissant bien ces deux conditions; nous n'en examinerons pas d'autres.

« Signalons d'abord qu'il passe avec l'usage par quatre états différents importants à connaître.

« **Premier état des tubes.** — Ce tube, tel qu'il sort des mains du fabricant, renferme un excès de gaz et se trouve mou, — suivant le terme consacré; par ce qualificatif un peu singulier, on exprime que l'étincelle le traverse avec une grande facilité. Examinons-le; il était bleuté, dans l'espace qui sépare la cathode de l'anode. Un faisceau conique court, d'un beau violet bleu, qui part de la cathode pour aller vers l'anode (anticathode), le sommet tourné vers ce dernier point, occupe le premier quart de l'espace compris entre les deux électrodes.

« Au-delà de ce premier quart, il s'inverse et, très atténué comme éclat, va, en cône allongé, frapper l'anode; mais, en outre, passant en partie sur les côtés de ces électrodes, il va, de plus, former en arrière d'elle des foyers parasites d'un vif éclat dont nous parlerons tout à l'heure. Dans le tube, les parties avoisinant le faisceau cathodique, entre la cathode et l'anode, restent peu fluorescentes.

« A ce premier état, la fluorescence la plus vive est dans la portion du tube postérieure à l'anode. Elle est due aux rayons qui, passant, comme nous venons de le dire, à côté de l'anode, vont frapper les parois de l'ampoule à l'arrière de cette électrode.

« Cette fluorescence est d'ailleurs irrégulière, elle affecte des aspects divers, variant avec la proportion du gaz contenu dans l'ampoule.

« En général, on constate que trois mèches vertes partent du voisinage de l'anode pour aller se terminer en forme lancéolée vers le milieu de la partie postérieure du tube.

« Dans les états successifs de l'ampoule, nous verrons ces mèches s'éloigner progressivement de l'anode en diminuant d'importance et en changeant légèrement de couleur et d'éclat.

« Elles sont la marque et la conséquence des foyers parasites que nous signalions plus haut.

« Dans le premier état, l'image d'un objet interposé entre le tube et l'écran est à peine silhouetté sur ce dernier ; l'ampoule commence à donner un résultat photographique, mais avec une longue pose et à condition d'agir sur un corps de très faible épaisseur (une main).

« **Deuxième état des tubes.** — Par suite de l'usage, le tube a perdu une partie de son gaz ; il est devenu un peu plus dur (résistant) ; l'étincelle le traverse moins facilement.

« La fluorescence a augmenté d'une façon générale ; la venue est très brillante, d'un vert citron éclatant. La partie comprise entre la cathode et l'anode est verdâtre, d'un vert plus sombre ; le faisceau cathodique est plus resserré, filiforme sur un tiers de son parcours et plus brillant aux deux extrémités de son étendue filiforme. Les mèches postérieures ont légèrement progressé vers l'extrémité du tube, en perdant un peu de leur éclat. Elles sont d'un vert moins jaune.

« Dans cet état seulement on remarque, de temps à autre, des mèches partant de l'étranglement antérieur du tube, au niveau de la cathode, et se prolongeant en forme lancéolée vers l'anode, sur un espace d'un centimètre à un centimètre et demi.

« Leur point d'émission est tout autour du tube ; il varie d'une émission de mèche à une autre, très irrégulièrement (ces mèches disparaissent vers le milieu du deuxième état).

« C'est alors que l'ampoule donne les meilleurs résultats photographiques.

« Les chairs sont complètement traversées ; les os, au contraire, se silhouettent en vapeurs intenses sur les épreuves positives ; leur structure s'accuse merveilleusement.

« A l'écran l'image n'est pas sensiblement meilleure que dans le premier état ; l'écran est seulement un peu plus lumineux. C'est à peine si l'on peut distinguer les os d'une main interposée.

« Quant à la durée nécessaire pour la pose photographique, elle est encore très grande ; mais, en revanche, le résultat est fort beau.

« **Troisième état.** — Le vide a augmenté, le tube perd un peu de son éclat entre la cathode et l'anode (du moins pour la plupart des ampoules, car ces caractéristiques ne sont pas absolues). Au contraire, l'éclat augmente dans la partie postérieure du tube.

« Les mèches parasites progressent encore vers l'extrémité de l'ampoule ; le faisceau cathodique, devenu filiforme dans toute son étendue, sauf à ses deux extrémités, n'est presque plus visible.

« A ce moment on obtient d'excellentes images à l'écran : les chairs sont bien traversées, les os se traduisent en ombres plus foncées, mais sans excès, de telle sorte que deux os superposés sont aisément discernables.

« Pour la plupart des parties épaisses, ce troisième état est le meilleur, mais les images obtenues manquent de relief. Ce sont des images grises, comme on dit en langage photographique.

« On ne choisira donc pas cette phase pour obtenir de beaux résultats, quand on pourra faire poser le sujet assez longtemps; mais on le choisira, au contraire, quand il y aura lieu de traverser rapidement la partie à reproduire.

« **Quatrième état.** — Le quatrième état ne se distingue du précédent que par une différence fort peu marquée pour l'œil. L'éclat du tube a encore diminué, mais très légèrement, cette fois, et il faut une grande habitude pour apprécier cette diminution.

« Les mèches des foyers parasites se sont rapprochées de l'extrémité positive du tube, mais d'une quantité très faible.

« Seules, les étincelles qui jaillissent de l'extrémité extérieure de l'électrode négative, pour aller se condenser au niveau de la paroi positive du tube, sont la caractéristique bien évidente de cet état.

« Ces étincelles sont souvent dangereuses pour l'ampoule, car elles peuvent creuser sa paroi et la détruire, par conséquent. Pourtant, quand l'instantanéité sera nécessaire, c'est à cet état qu'il faudra recourir, même au risque de la détériorer rapidement.

« Les clichés obtenus de cette façon peuvent encore fournir des renseignements utiles, mais ils manquent absolument de contrastes; ils ont l'aspect presque uniformément gris des clichés photographiques ordinaires trop posés. »

III

AMPOULES RÉGÉNÉRABLES ET SANS DISPOSITIF SPÉCIAL POUR LES RÉGÉNÉRER OU AMPOULES ORDINAIRES

On appelle ampoule régénérable, une ampoule à laquelle on peut, par un procédé spécial, donner de la dureté ou de la mollesse, suivant qu'elle est trop molle ou trop dure.

Les ampoules ordinaires sont celles qui ne sont pas munies d'un appareil spécial à leur régulation.

Ces dernières, bien qu'encore utilisées aujourd'hui, ne sont certes pas les plus avantageuses, car, outre qu'il est difficile de les régénérer dans une juste limite par la méthode du chauffage, il arrive un moment où l'on ne peut plus leur faire rendre une quantité suffisante de gaz capable de les ramollir même momentanément; leur vitalité est donc moindre que celle des ampoules perfectionnées à osmo-régulateur.

Les tubes régénérables sont en quantité; pour notre usage personnel,

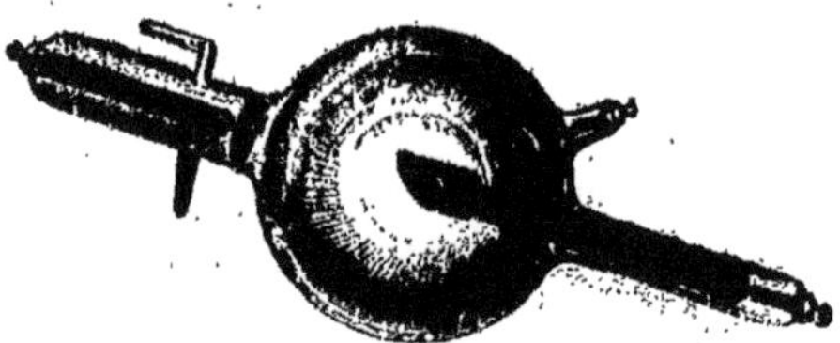

Fig. 14. — Ampoule de Crookes à régulateur de vide.

nous utilisons constamment avec avantage une ampoule à régulateur à potasse (*fig.* 14). Quand le tube est trop dur, il suffit de chauffer le petit tube annexe qui contient la potasse au moyen d'une lampe à alcool, d'une allumette ou d'un bec Bunsen pour donner à l'ampoule assez de gaz capable de la ramollir.

Un autre genre d'ampoules (Chabaud, Gundelach) est muni d'un petit tube en platine recouvert d'une gaine en même métal; quand le vide est trop grand, on enlève la gaine et l'on chauffe le petit tube; l'hydrogène en suspension dans la flamme rentre alors par endosmose dans le tube et le ramollit.

Si, dans un autre cas, le ramollissement est trop grand, on coiffe le petit tube de sa gaine, et on le porte ainsi au rouge (le but de la gaine est d'éviter le contact direct de la flamme); le gaz en excès dans le tube passe alors dans l'atmosphère : c'est l'exosmose, d'où le nom de ce petit appareil, osmorégulateur.

D'autres fois (*fig*. 15) l'ampoule est réglée de la façon suivante : une tige rigide part de la cathode et est coudée à angle voulu ; en regard, et partant d'un petit tube annexe, contenant des matières propres à régler le vide, se trouve une autre tige semblable.

Dès que le vide est trop grand dans l'ampoule, une étincelle jaillit entre les tiges, le courant est alors dérivé en partie dans le tube, et l'échauffement produit est assez grand pour déterminer la formation d'une quantité suffisante de gaz.

Une nouvelle ampoule vient d'être créée par M. Noé, que nous reproduisons ici grâce à son amabilité (*fig*. 16).

« Elle a été spécialement établie pour les applications thérapeutiques.

« Elle présente sur les autres modèles de nombreux avantages.

« La portion de l'ampoule qui se trouve en face de l'anode se prolonge sous la forme d'un tube terminé par une paroi convexe en verre spécial, mince, et très perméable aux rayons X. Seule, cette portion donne issue aux rayons; toutes les autres parties sont en verre au plomb absolument opaque et formant écran.

« Le malade peut être mis en contact avec la surface d'émission sans éprouver aucune sensation. On a affaire à un faisceau rectiligne qui ne devient divergent qu'à sa sortie du tube : ce que l'on peut constater en examinant la fluorescence produite sur l'écran au platinocyanure.

« Ces tubes peuvent, en usant de quelques précautions élémentaires, être introduits dans les cavités humaines qu'i. était difficile d'atteindre par les moyens habituels (vagin, bouche...).

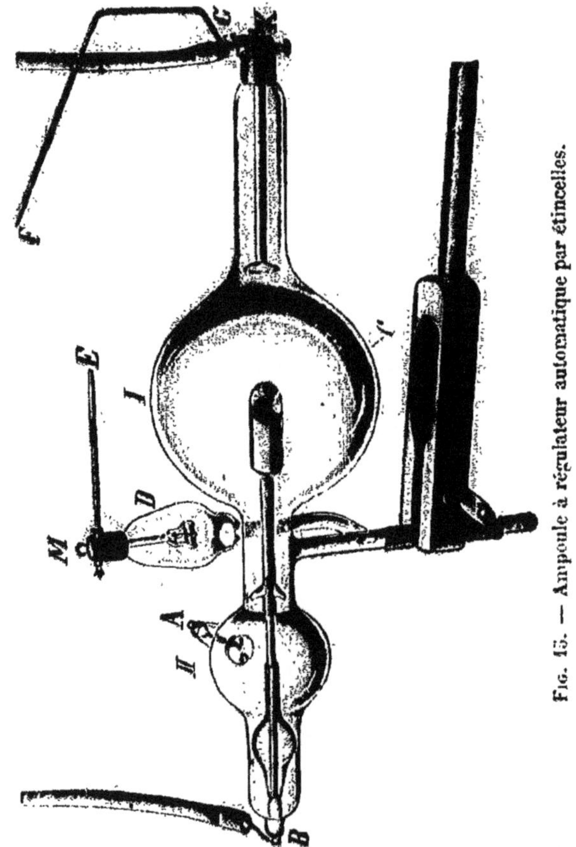

Fig. 15. — Ampoule à régulateur automatique par étincelles.

« Au point de vue pratique, ces tubes peuvent être excités par une étincelle de longueur quelconque, en raison d'un régulateur du vide d'un fonctionnement très simple.

« Ils se construisent en trois grandeurs ayant respectivement 25 millimètres, 50 millimètres et 75 millimètres de surface d'émission[1]. »

Nous ajouterons à cette description l'observation suivante : c'est que cette ampoule pourrait certainement nous être très utile en tant que radiothérapie et endodiascopie ; elle supprimerait les écrans au plomb.

Ampoule double du Dr Foveau de Courmelles (*fig*. 17). — Cette

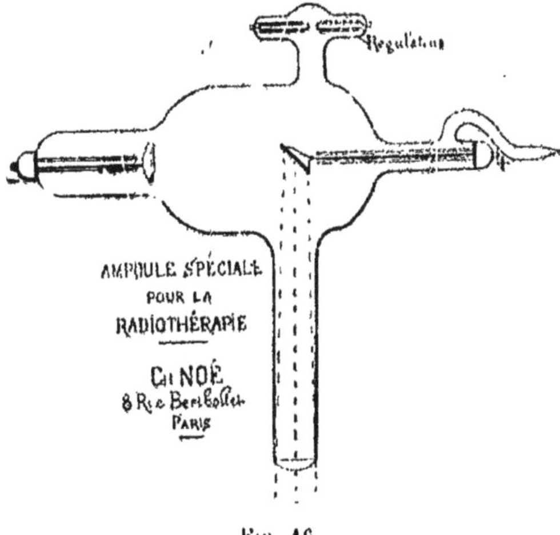

Fig. 16.

ampoule, une des plus vieilles, puisqu'elle fut créée en 1897 (Institut de France, 22 avril 1897), et l'une des moins étudiées, mérite véritablement que l'on s'y arrête. En effet elle peut, dans des mains expertes, donner des résultats surprenants autant qu'inattendus.

Elle fut faite dans le but d'obtenir des radiographies stéréoscopiques (Imbert et Bertin-Sans, 1897). Personnellement, elle nous a permis, il y a quelques mois (avril 1904), d'obtenir une radiographie complète du maxillaire supérieur

1. Ch. Noé, *Nouvelle Ampoule*.

d'un enfant de sept ans, d'une grande netteté de détails [1].

On reproche à cette ampoule de s'user trop vite ; nous répondrons à cela que sa vitalité peut être augmentée considérablement : 1° par l'adjonction d'un régulateur du vide ; 2° par l'emploi d'une machine statique, au lieu d'une bobine dont les décharges sont trop intenses pour son usage courant.

Citons encore, et pour être complet, quelques types connus d'ampoules :

Colardeau, Chabaud, Villard, Voltohm (*fig.* 18), Gundelach-Desauer, Muller, Brunel, Puluy, Le Roux, Rufz, Wood-Chabaud, Breton, etc...

§ V. — MATÉRIEL ACCESSOIRE

FAUTEUILS ET LITS

Quand nous voudrons faire une radiographie, il sera de première précaution de ne se servir que d'un fauteuil entièrement dépourvu de pièces métalliques, car ces dernières provoquent des effluves et peuvent occasionner des décharges avec les fils, ce qui est fort désagréable pour le patient.

A l'École dentaire, M. le professeur Serres a fait établir par MM. Gaiffe et Contremoulins un fauteuil de ce genre qui fonctionne régulièrement à la clinique radiographique et permet presque toutes les positions.

Nous pourrons aussi employer avec avantage le lit ou la table radiologiques ; nous aurons plus de commodité dans nos mouvement et plus d'aisance pour placer notre malade.

1. J'aurais eu plaisir à reproduire ici cette épreuve fort intéressante, mais il ne me reste aucune épreuve positive, et la pellicule elle-même, dont je ne connaissais pas la valeur, livrée à son malheureux sort, ne fut pas conservée et est égarée (R. D., 1904).

SUPPORTS POUR TUBES

Ils sont fort nombreux; nous en choisirons un léger, bien assis sur sa base, peu encombrant, pouvant prendre facilement toutes les positions et, autant que possible, élégant pour ne point faire tache dans notre cabinet.

Il en est un dont nous nous servons depuis fort longtemps et qui nous a paru remplir tous ces desiderata...

Nous voulons parler du pied que construit une maison de Paris[1]. Il prend toutes les positions, verticale, horizontale, gynécologique (*fig.* 19 et 20).

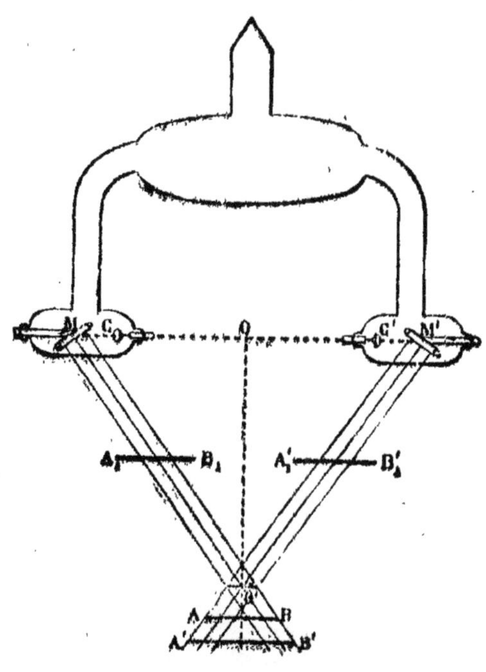

Fig. 17. — Ampoule double du Dr Foveau de Courmelles (1897).

Nous mentionnerons aussi les porte-tubes à suspension, les supports de Reiniger, Voltohm, Hirschmann, etc...

1. Lacoste et Cie, Paris.

VI. — ÉCRANS FLUORESCENTS

On a donné ce nom à des feuilles de carton ou de verre recouvertes d'une substance capable de devenir fluores-

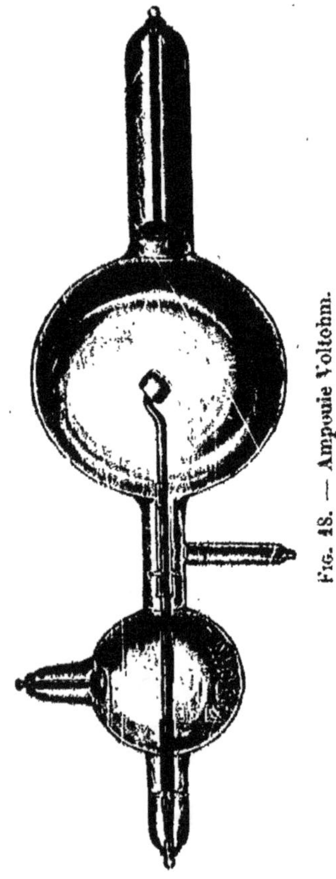

Fig. 48. — Ampoule Voltohm.

cente sous l'action des rayons X et permettant ainsi de les déceler.

Les écrans ne peuvent pas nous rendre de grands services,

étant donné l'épaisseur des tissus à traverser et la superposition fâcheuse des différents plans osseux ; nous les réservons pour l'endodiascopie (*Endodiascopie*, § II, p. 89).

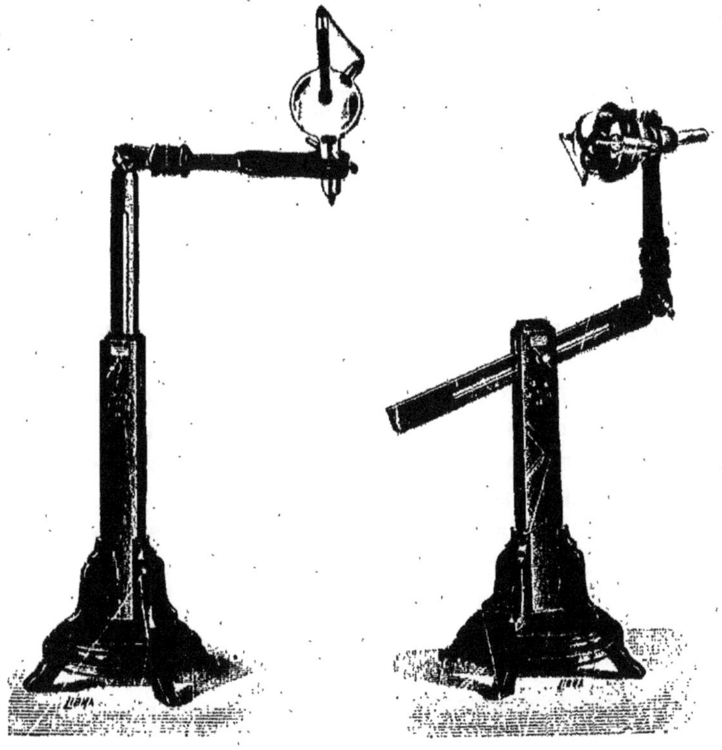

Fig. 19. — Pied universel.

Fig. 20. — Pied universel avec capuchon au plomb.

Les écrans employés généralement sont au platinocyanure de baryum, nutgstate de calcium, sulfure de zinc, fluorure de calcium. M. Argyropoulous emploierait un mélange de platinocyanure de potassium et de platinocyanure de sodium, ou encore : platinocyanure de potassium et de lithium.

DEUXIÈME PARTIE

CLINIQUE RADIOGRAPHIQUE

ARTICLE I

α. Radioscopie et radiographie à l'usage du chirurgien-dentiste. — β. Choix
de l'installation. — γ. Conditions à remplir envers le malade.

α. — RADIOSCOPIE ET RADIOGRAPHIE A L'USAGE DU CHIRURGIEN-DENTISTE

La radioscopie consiste à pratiquer l'examen des organes
intéressés au moyen d'un écran formé d'une substance
capable de déceler les rayons X et de donner une image pro-
jetée des parties interposées entre le tube et lui.

La radiographie consiste à impressionner la plaque sensible et permet ainsi de fixer et de garder une impression
visuelle qui n'est que momentanée à l'écran.

La radioscopie ne sera pas d'un grand secours au chirurgien-dentiste. La substance osseuse de la tête étant très
dense, et les plans très superposés, il s'en suit que l'on ne
pourrait obtenir qu'une image sans netteté et dont les détails
embrouillés ne permettraient pas d'établir un diagnostic. On
a essayé à ce sujet de faire de petits écrans que l'on pouvait
introduire dans la bouche, mais la netteté n'était pas encore
très grande, et la luminosité, relativement faible, était
encore affaiblie par l'emploi du miroir à bouche.

Il n'y a que la radiographie seule, qui, jusqu'à présent,
ait donné des résultats concluants et des indications exactes.
Nous disons exactes, car, bien que l'on ait dit souvent qu'il
était possible d'interpréter de différents sens une même

épreuve radiographique suivant les besoins de la cause, il n'en restera pas moins vrai que l'on ne peut falsifier une épreuve, surtout si elle est prise dans des conditions précises, enregistrées exactement, qui permettront de la reprendre dans les mêmes conditions et dans un espace de temps plus ou moins éloigné.

En ce sens, nous sommes en accord absolu avec plusieurs personnes compétentes en la matière. Notre pratique personnelle, bien qu'elle soit encore à son début, nous a permis de le constater.

β. — CHOIX DE L'INSTALLATION

Dans la première partie de ce travail, nous avons étudié les différents appareils qui sont destinés à produire les rayons Röntgen en commençant par les générateurs de courant inducteur. Nous allons maintenant voir comment on emploie ces appareils, et, à ce propos, nous ferons deux catégories purement fictives de chirurgiens-dentistes : 1° ceux possédant le courant d'un secteur urbain ou une batterie d'accumulateurs; 2° ceux qui ne possèdent ni courant urbain, ni accumulateurs. Et cela, à propos du genre d'installation à adopter dans tel ou tel cas.

Deux solutions primordiales s'imposent : la bobine de Ruhmkorff, ou la machine statique.

De ces deux appareils nous savons que le plus pratique est sans contredit la bobine de Ruhmkorff.

I. Installation avec bobine de Ruhmkorff. — Deux genres d'installation dans ce cas :

1° Avec courant urbain de 110 volts;

2° Sans courant urbain, mais avec piles ou accumulateurs.

1° *Avec courants continus de 110 volts.* — Notre générateur de courant inducteur sera donc tout trouvé; nous n'aurons à nous préoccuper que de la bobine, de l'interrupteur, de l'ampoule et du matériel accessoire.

Avant toute chose, que cherche-t-on? diminuer le plus possible le temps de pose. Pour cela, il nous faudra des rayons très pénétrants; or, nous ne pourrons les obtenir qu'à la condition d'avoir une bobine donnant une décharge assez nourrie et relativement forte.

La bobine de 35 à 45 centimètres d'étincelle fera parfaitement notre affaire. On pourrait à la rigueur marcher avec une bobine de 25 centimètres, mais donnant des décharges extrêmement nourries.

Adoptons donc la règle de 35 centimètres d'étincelle, ce qui est parfaitement suffisant pour tout ce que nous aurons à faire. Une question maintenant peut nous préoccuper, l'interrupteur à adopter, car de l'interrupteur dépendra le choix de notre tube. Avec le courant de 110, nous pourrons indifféremment prendre le rotatif ou le Wehnelt ou le Caldwell, de préférence ce dernier comme moins coûteux. Si nous employons le rotatif (*Contremoulins-Gaiffe*) par exemple, nous ne serons pas obligés de prendre un tube à anticathode renforcée; mais, si nous nous servons du Wehnelt ou du Caldwell, cette dernière condition sera à remplir d'urgence, car il arriverait que notre anticathode rougirait et pourrait même fondre; par suite, notre tube serait perdu, ou bien alors son vide serait tellement modifié que nous serions à chaque instant obligés de le régler avec l'osmorégulateur, ou de le chauffer, si notre ampoule n'était pas munie d'un régulateur de vide.

On ne saurait trop insister sur ce point qui est absolument essentiel. Nous devrons aussi avoir plus d'une ampoule, au moins deux, pour les utiliser alternativement et, ainsi, ne pas les fatiguer.

Nous recommandons également le capuchon en verre de

plomb qui sera d'une très grande utilité pour la radiologie pelliculaire.

Ce capuchon à ouverture variable nous permettra de prendre des radiographies avec une grande précision et une grande netteté, puisque la région intéressante sera seule éclairée, d'où pas de diffusion possible.

Beaucoup d'accidents seront aussi évités. Autant que possible, le chirurgien-dentiste devra opérer lui-même le développement et le tirage de ses épreuves, et cela, pour beaucoup de raisons. D'abord il trouvera mieux et se rendra mieux compte de la venue de la plaque, connaissant son ampoule et le temps qu'il a posé, ensuite parce qu'il lira mieux ses épreuves, les ayant tirées lui-même.

D'autres raisons que nous énumérerons et étudierons postérieurement viendront à l'appui de ce que nous avançons.

Il sera donc bon qu'au laboratoire radiologique soit adjoint un laboratoire photographique. Nous le choisirons dans un appartement très sec, loin du cabinet radiologique et rendu complètement étanche aux rayons lumineux de toute nature, et surtout aux rayons X.

Point n'est besoin, ainsi que nous le verrons plus tard, d'avoir un cabinet noir monté comme un photographe de profession ; quelques bains nous suffiront.

Voilà ce que doit posséder un chirurgien-dentiste radiologue utilisant le courant urbain de 110 volts ou de 220. Nous allons passer à l'étude d'un laboratoire ne possédant pas ce courant et n'utilisant pas la machine statique.

II. Installation sans courant de secteur, mais avec piles ou piles et accumulateurs. — Dans ces deux cas lequel est le plus avantageux ? C'est la solution avec les piles et les accumulateurs. Nous nous arrangerons alors, pour charger nos accumulateurs pendant la nuit. Mais quelles piles devrons-nous choisir ? La pile Bunsen, bien qu'on lui reproche, et avec raison, ses vapeurs nitreuses, nous sera d'un bien grand secours, car elle est très régulière, et ses constantes sont relativement élevées, E $= 1^{volt},0$.

Nous adopterons pour la charge des accumulateurs le groupement des piles soit en série, soit en mixte ; nous les mettrons en communication pendant la nuit avec nos accumulateurs, et notre batterie sera prête à fonctionner pendant le jour. Le reste de l'installation sera le même que précédemment ; mais, au lieu d'employer le Wehnelt ou le Caldwell comme interrupteur, nous prendrons soit un rotatif, soit un interrupteur à mercure à jet ou à moteur d'un système perfectionné (Villard, Max-Kohl, Gaiffe, Bergonié, Max-Lévy, Hirschmann, etc...). Si nous voulions employer le Wehnelt, il nous faudrait une charge trop forte (de 90 à 100 volts) : cela nécessiterait une installation trop coûteuse et trop embarrassante.

Pour le fonctionnement direct avec les piles nous emploierons de préférence la pile Radiguet comme plus économique, la pile Trouvé ou la pile du Dr Vincent qui donne un débit considérable.

III. **Installation avec machine statique.** — Ce genre d'installation est celui que nous prendrons le moins souvent qu'il nous sera possible, comme plus encombrant et moins pratique que ceux que nous venons de voir, étant donné les résultats que nous pourrons en attendre. Car, malheureusement, les machines, si perfectionnées soient-elles de nos jours, ne sont pas dépourvues d'inconvénients : et, d'abord, elles s'inversent très souvent, même au cours d'une opération ; ensuite il arrive qu'elles ne fonctionnent pas toujours au moment où l'on en a besoin, par suite d'humidité.

Nous serons donc obligés d'essuyer à tous moments notre machine avec un linge de laine ou de flanelle bien sec et chaud.

Ces cas ne se présentent jamais avec la bobine qui peut fonctionner par tous les temps, à toute heure.

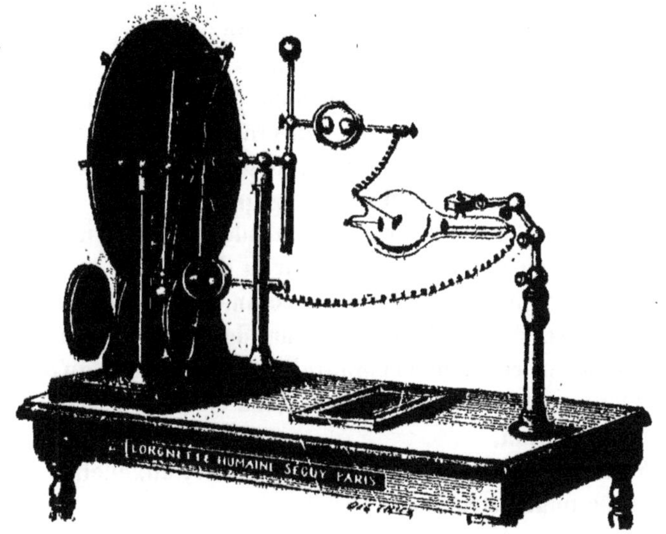

Fig. 21. — Installation radiographique avec machine statique.

Une installation statique comprendra (*fig.* 21) :

1° Une machine de Wimshurst de préférence à toute autre, un moteur pour l'actionner; et 2° le reste du matériel comme dans les autres cas que nous venons de voir.

γ. — PRÉCAUTIONS A PRENDRE

Tout praticien se livrant à l'application de la radiographie aura des précautions à prendre. Nous allons les étudier le plus brièvement possible.

On ne peut et on ne doit pas radiographier un malade sans l'avoir au préalable averti et rassuré sur ce genre d'investigation.

On ne peut et on ne doit pas non plus aller contre sa volonté, mais on doit, dans son intérêt, le rassurer et l'engager à se laisser faire, si cela est absolument d'urgence, comme dans certains cas que nous verrons plus loin.

Si nous avons affaire à des malades indécis ou craintifs, comme il nous arrive souvent, nous prendrons soin, avant de les soumettre à l'application des rayons, de leur montrer la parfaite innocuité de l'agent que nous employons, et cela par tous les moyens qu'il nous sera possible.

Nous devrons avoir sur notre malade une influence complète et savoir nous faire obéir par la douceur.

Nous devrons aussi, avant de commencer toute épreuve, nous assurer du bon fonctionnement de nos appareils et remédier à tout ce qui nous paraîtrait défectueux, afin qu'aucun accident ou incident ne vienne nous troubler au cours de notre opération.

Voilà, en quelques mots, les généralités auxquelles nous devrons nous astreindre.

ARTICLE II

RECHERCHES SUR LES INCIDENCES EN RADIOLOGIE DENTAIRE

Dans cette étude, nous allons prendre comme règle, sans jamais y déroger, la loi suivante : *Nous devons prendre en principe un point incident voisin de la partie intéressante et, autant que possible, le point frappé normalement par les rayons X*[1].

Qu'est-ce que le rayon incident ?

C'est un rayon fictif qui, partant exactement du milieu de l'anticathode, sort du tube en ligne droite (*fig.* 13). C'est lui qui nous servira de guide dans une radiographie, et nous verrons qu'il nous sera très utile de pouvoir le préciser assez exactement.

On appelle rayons limites, les rayons extrêmes qui émanent d'un tube de Crookes ; nous devons les éviter : ils produisent le flou et la déformation de notre épreuve.

Il y a deux sortes de positions types de rayon incident : l'incidence normale, et l'incidence d'obliquité à droite ou à gauche, en avant ou en arrière, en haut ou en bas.

Un rayon incident est dit normal quand il vient frapper perpendiculairement la région intéressante. Il est dit oblique à gauche en arrière et en bas, quand il est dirigé à gauche de cette région, en arrière d'elle et que l'ampoule se trouve en dessus.

---

1. Guilleminot, *Radioscopie et Radiographie, clinique de précision*.

Il est dit oblique à droite en avant et en haut, quand il est dirigé à droite de la région, en avant d'elle et que la position de l'ampoule est en dessous.

De là, deux positions de l'ampoule en dessus et en dessous : nous les étudierons dans le prochain paragraphe.

Les rayons émanant de la cathode d'un tube de Crookes sont susceptibles d'être réfléchis comme la lumière (mais seulement à l'intérieur de l'ampoule. Ils sont, par conséquent, soumis aux lois suivantes de physique :

PREMIÈRE LOI. — *L'angle de réflexion est égal à l'angle d'incidence.*

DEUXIÈME LOI. — *Le rayon incident et le rayon réfléchi sont dans un même plan perpendiculaire à la surface réfléchissante.*

Considérons un miroir plan MP et une source lumineuse quelconque S éloignée de ce miroir. Supposons qu'un rayon vienne frapper le miroir au point I et soit réfléchi suivant IA ; si nous abaissons au point I une perpendiculaire normale au miroir, soit IO, nous observerons, en calculant les angles SIO et AIO, qu'ils sont égaux. Appelons l'angle α angle d'incidence, et l'angle ω angle de réflexion ; nous en déduirons, puisque $\alpha = \omega$, que l'angle de réflexion ω est égal à l'angle d'incidence α, et, par suite, la seconde loi se trouve démontrée qui dit que « le rayon incident et le rayon réfléchi sont dans un même plan perpendiculaire à la surface réfléchissante », puisque α et ω sont dans le plan perpendiculaire à MP.

Dans une ampoule la même chose se passe (*fig.* 13) : les rayons émis par la cathode, qui est formée par un petit miroir concave, sont concentrés sur un miroir plan incliné de 45° sur le point normal de concentration. Supposons un instant qu'il y ait un seul rayon, soit RI ; selon les lois de la lumière, il se réfléchira en faisant avec une perpendiculaire abaissée au point I un angle OIA $=$ à l'angle RIO d'incidence. Ce rayon sera dans le plan perpendiculaire au miroir plan; mais, comme ces rayons sont extrêmement nombreux, ils feront une infinité d'angles qui se trouveront tous dans le plan perpendiculaire de l'anticathode.

Comment rechercherons-nous par un procédé simple et pratique le rayon principal?

Le moyen est simple et déjà connu de tous. Il consiste à entourer l'ampoule de deux fils métalliques fins (de préférence de l'aluminium qui est perméable aux rayons X) qui viendront s'entrecroiser exactement au centre de l'anticathode O. Ce point sera exactement le point d'émergence des rayons, et le rayon O sera le plus pénétrant.

Montons notre ampoule sur le capuchon de 8 centimètres d'ouverture par exemple; il nous sera difficile de mettre exactement le point d'intersection des fils de l'ampoule au milieu de cette ouverture, nous serons donc obligés, pour y arriver, de recourir à un expédient.

Nous découperons un morceau de liège ou de bois de la grandeur de l'ouverture qui s'y adaptera parfaitement à frottement doux. Sur ce cercle nous tendrons deux fils entrecroisés exactement au centre de l'ouverture O; nous appellerons cet appareil le réticule.

Pour déterminer la direction de notre rayon type, nous orienterons notre ampoule de façon à ce que l'intersection de ses fils soit en prolongement avec le même point des fils du réticule. Quand nous y serons arrivés, nous aurons exactement notre rayon, et nous n'aurons plus qu'à le diriger de façon à ce qu'il soit sensiblement perpendiculaire au plan de la région à examiner.

Maintenant que nous venons de déterminer assez exactement notre rayon incident, nous allons confondre dans une même étude les positions de l'ampoule et du patient. Comme nous le verrons plus loin, ces positions sont dépendantes l'une de l'autre, et, pour leur intelligence individuelle, il est bon de les mettre en rapport commun. Nous verrons successivement :

α. Les radiographies de la face entière avec plaque en position sagittale pour le lit et dorsale pour le fauteuil.

β. Les radiographies du maxillaire supérieur avec plaque :
1° Décubitus dorsal pour le fauteuil ;
2° Décubitus latéral sur le lit ;
3° Décubitus dorsal côté droit ou gauche pour pellicule avec lit ou fauteuil.

γ. Les radiographies du maxillaire inférieur avec plaque :
1° Position sagittale pour le lit ;
2° Décubitus dorsal ou latéral avec fauteuil ou lit et pour pellicule.

POSITIONS DIVERSES DE L'AMPOULE

POSITIONS DIVERSES DU MALADE

α. Radiographie de la face entière avec plaque en position sagittale pour le lit ou frontale pour le fauteuil. — Pour opérer dans cette position qui est la plus rapide de toutes, mais aussi la moins féconde en résultats, il nous faudra faire coucher notre malade sur un lit radiologique en lui maintenant la tête élevée au moyen d'un objet dur et bien plan. Nous placerons notre plaque sous la tête de notre patient, et nous orienterons notre ampoule pour que le rayon incident vienne frapper en verticale le plan normal de la face.

Nous pourrons maintenir les maxillaires de notre malade au moyen d'un bâillon formé d'une tige de bois de la grosseur d'un crayon que nous introduirons dans le sens de sa longueur entre les incisives.

Le temps de pose variera suivant l'état de notre tube :

s'il est mou, avec 2ᵐ 30ˢ, ou 3 minutes, nous aurons une exposition assez longue; s'il est dur, nous pourrons poser de 2 minutes à 2ᵐ 30ˢ, ce sera suffisant, mais notre tube en ce dernier état ne nous donnera aucun des détails que nous pourrons avoir avec le même tube mou.

β. **Radiographie du maxillaire supérieur seul.** — 1° *Avec plaque.* — *Décubitus dorsal : fauteuil.* — Nous emploierons, pour cela et tous les autres cas à fauteuil, celui que nous avons décrit précédemment et nous rappellerons qu'il est muni d'un porte-plaque. Nous orienterons ce dernier, une fois notre malade couché, de façon à ce qu'il soit sensiblement parallèle au plan du maxillaire, c'est-à-dire légèrement incliné de bas en haut, de dehors en dedans et d'avant en arrière. Il sera le plus possible rapproché de la région intéressante.

L'ampoule sera orientée en dessous, et le rayon incident viendra en incidence oblique à la normale et, autant que possible, perpendiculaire à la plaque.

Il faudra ouvrir fortement la bouche du malade et la lui maintenir dans cette position au moyen du bâillon précédemment indiqué, le rayon incident passant par la bouche.

Le temps de pose pourra varier de 45 secondes à 1 minute ou 1ᵐ 30ˢ pour un tube mou, et de 35 secondes à 1 minute pour un même tube dur.

Cette position peut servir, dans de nombreux cas, à déterminer les racines de grosses molaires ou l'inclusion de dents de sagesse. On pourra l'accompagner de la radio à pellicule pour confirmer la plaque, s'il en est besoin.

2° *Avec plaque en position sagittale sur le lit.* — Nous coucherons notre malade sur le côté à radiographier, la tête maintenue dans le plan des épaules; nous lui maintiendrons la bouche ouverte avec le bâillon et nous opérerons avec ampoule en dessus.

L'incidence sera toujours oblique. Le rayon sera dirigé de haut en bas. Nous ferons en sorte qu'il vienne bien frapper la région à examiner. Pour cela nous pourrons avec avantage employer les capuchons en verre de plomb qui localiseront nos rayons.

Le temps de pose variera dans les mêmes limites que pour le premier cas.

3° *Pellicule : côté droit ou gauche, fauteuil ou lit.* — Le malade étant dans le décubitus dorsal, la tête relevée, nous introduisons la pellicule, en la maintenant par un des procédés énumérés plus loin, et nous opérons encore par incidence oblique pour le fauteuil ou horizontale, suivant les cas auxquels nous aurons affaire. Le temps de pose sera le même que précédemment.

γ. **Radiographie du maxillaire inférieur.** — 1° *Avec plaque.* — *Position sagittale.* — *Lit.* — Notre malade sera couché sur le lit en décubitus latéral; mais, cette fois, nous ne lui soutiendrons pas la tête; nous la laisserons tomber d'une façon normale; le cou du côté opposé au lit se trouvera en extension forcée.

Nous écarterons les maxillaires au moyen d'un bâillon placé entre les incisives; la plaque sera mise de telle façon que le bord inférieur du maxillaire soit au moins éloigné de 2 centimètres de son bord inférieur.

Nous opérerons avec ampoule en dessus et par incidence oblique, nous pourrons employer le capuchon en verre de plomb pour mieux concentrer nos rayons et nous les dirigerons pour qu'ils viennent faire avec la verticale au corps du maxillaire un angle d'environ 3° (ou plus, suivant la forme de la mâchoire. De cette façon, la déformation sera réduite au minimun. Le temps de pose pourra varier de 35 et 40 secondes à 1 minute et plus pour un tube mou, et de 35 à 45 secondes pour un tube dur.

2° Pellicule. — Position frontale ou sagittale. — Fauteuil ou lit. — α, Position frontale. — Fauteuil. — Le malade aura la tête droite, plutôt fortement penchée sur le thorax ; la pellicule enveloppée de papier noir paraffiné sera placée dans la bouche et maintenue par l'un des procédés que nous verrons plus loin.

Le rayon incident viendra frapper en perpendiculaire la région intéressante dans le cas du fauteuil ; nous avons donc une incidence horizontale, puisque le maxillaire est sensiblement dans la verticale.

Le temps de pose varie dans les mêmes proportions que précédemment.

β. Position sagittale : lit. — Le malade aura la tête dans le plan des épaules ; le côté non intéressant se trouvera sur le lit, l'incidence sera verticale.

Le temps de pose sera le même que dans l'autre cas.

ARTICLE III

A. — RADIOGRAPHIE PAR LES PROCÉDÉS A PLAQUE

Ces procédés sont les plus simples et les plus rapides de tous. Ils ne pourront nous servir que pour avoir, dans la majorité des cas, des vues d'ensemble et seront très avantageusement complétés par les procédés à pellicule. Dans notre pratique courante, nous ne les utiliserons que pour des cas bien déterminés. Du reste, nous en reparlerons à l'article IV en traitant des applications diverses des rayons X en art dentaire et en chirurgie dentaire.

Ils consistent à envelopper la plaque dans plusieurs feuilles de papier noir ou dans un châssis ordinaire, à la glisser sous la région à obtenir par un des moyens que nous venons d'indiquer à l'article II.

Nous pensons que pour le maxillaire inférieur, en opérant comme nous l'avons indiqué (γ. *Radio du maxillaire inférieur avec plaque, fauteuil ou lit*) nous pensons, disons-nous, que l'on peut obtenir des résultats satisfaisants.

Un autre procédé, que nous ne pouvons donner comme type, ne l'ayant pratiqué que deux ou trois fois, et qui, cependant, suivant quelques auteurs, a donné de bons résultats, consiste à faire coucher le malade sur le ventre, la face appliquée contre la plaque. En donnant l'indice à droite ou à gauche, on obtiendra des radiographies assez nettes. Il sera bon toutefois d'avoir un tube dur, les rayons mous ne traversant que difficilement la région cervicale qui est très épaisse.

Ce procédé est peu commode, il est en effet difficile d'obtenir l'immobilité complète du patient que cette position fatigue, la pose variant de $2^m 30^s$ à 5 minutes. Nous ne le donnons là qu'à titre de renseignement, sans engager nos confrères à le mettre en pratique, car, nous le répétons, il est long et peu commode...

B. — RADIOGRAPHIE PAR LES PELLICULES

α. SYSTÈME ORDINAIRE. — β. SYSTÈME DE MM. GODON ET CONTREMOULINS. — γ. SYSTÈME DE L'AUTEUR

Les pellicules sont appelées à nous rendre de bien plus grands services que les plaques. Là où l'on ne peut introduire ces dernières, il nous est facile de placer une pellicule. Elles épouseront assez facilement la forme des parties qui nous intéressent; enfin, elles sont beaucoup moins encombrantes.

La pellicule sera l'adjuvant pratique de la plaque, si nous pouvons nous exprimer ainsi; elle la complétera. Où l'une donnera l'ensemble, l'autre donnera les finesses.

Il est une généralité à laquelle nous devons nous astreindre en faisant de la pellicule, c'est de la bien envelopper dans du papier noir, pour éviter la lumière, et de le choisir paraffiné, pour éviter un gros ennui : la salive.

α. *Système à pellicule ordinaire.* — Il consiste, une fois la pellicule enveloppée dans le papier noir paraffiné ou ciré, à l'introduire dans la bouche du côté à radiographier et à la maintenir avec les doigts dans la position adoptée.

L'ennui de ce procédé est qu'il faut un aide pour vérifier les appareils. De plus, on ne peut obtenir une immobilité parfaite de la pellicule, et le malade peut être incommodé par l'introduction des doigts dans la bouche.

C'est ce à quoi les procédés suivants tendent à remédier.

β. *Système de MM. Godon et Contremoulins.* — MM. Godon et Contremoulins ont apporté un grand perfectionnement dans les procédés à pellicule. Au lieu de maintenir la pellicule avec les doigts, comme cela se faisait couramment, ils ont conseillé de prendre d'abord une empreinte au stents dont on coupe les bords et qui, introduite dans la bouche, maintiendra bien la pellicule. Guidés par cette indication, quelques auteurs ont préconisé des plaques de caoutchouc vulcanisé moulées sur la voûte palatine.

On maintient alors l'empreinte comme il a été dit pour le premier procédé, ou l'on confie ce soin au malade.

γ. *Système de l'auteur.* — Le procédé que nous donnons ici découle comme principe du système de MM. Godon et Contremoulins. Nous nous sommes attaché avant tout à rendre à l'opérateur sa complète liberté pour la surveillance de ses appareils et à donner au malade le moins de fatigue possible.

Pour cela, nous avons imaginé de faire maintenir automatiquement la pellicule sur la voûte palatine, et nous y sommes arrivés en l'introduisant sous un petit appareil en plomb que nous décrirons plus loin.

Nous faisons fermer la bouche à notre patient, et nous lui maintenons les maxillaires appliqués l'un contre l'autre au moyen d'un bandage simple qui prend le menton et se noue sur le sommet du crâne.

On pourra reprocher à ce procédé d'être un peu long : il n'en est rien, peut-être les premières fois sera-t-il difficile à pratiquer ; mais, quand on aura eu l'occasion de le mettre en usage plusieurs fois, cet inconvénient disparaîtra et sera compensé par les résultats heureux qu'il donnera.

C. — AVANTAGES ET INCONVÉNIENTS DE CES DIFFÉRENTS PROCÉDÉS DANS DES CAS DÉTERMINÉS

Ces-procédés ont l'avantage très grand sur les plaques de permettre la radiographie d'une seule épaisseur, ils donnent par conséquent des résultats beaucoup plus satisfaisants.

Mais aussi ils ne permettent la radiographie que d'un seul côté à la fois. Nous avons vu cependant qu'au moyen du procédé que nous proposons, et en se servant d'une ampoule double du D' Foveau de Courmelles, nous pouvons pratiquer des radiographies doubles, c'est-à-dire des deux côtés à la fois.

Avec les procédés simples, pour obtenir un maxillaire complet, nous serons obligés de prendre trois épreuves. En effet, comme nous avons affaire à une partie sphérique, le rayon type qui vient frapper au point normal donnera une grande netteté, tandis que les autres, puisqu'ils émanent d'un même point de l'anticathode, feront, sur la tangente au corps du maxillaire, un angle de plus en plus aigu au fur et à mesure que l'on s'éloignera du point frappé normalement. Nous aurons donc dans les rayons voisins des limites une déformation considérable.

D. — PROCÉDÉ DE L'AUTEUR. — E. LECTURE SUR EMPREINTE

Comme nous l'avons dit en décrivant les différents procédés à pellicule, notre système est basé sur les études de MM. Godon et Contremoulins. Nous allons l'étudier sous ses différentes formes.

1° Système à empreintes ;

2° Système simple.

1° Système à empreintes. — Il consiste à prendre deux

empreintes en stents de la bouche du patient : les bords en
seront rabattus pour l'une, l'autre sera conservée intacte et
coulée par les procédés connus de tous. Sur le modèle que
nous aurons obtenu, nous moulerons grossièrement une
feuille de plomb ou d'aluminium de 5/10° à 7/10° de millimètre d'épaisseur; nous rabattrons sur les faces triturantes
des grosses molaires l'excédent de métal, et nous le coupe-
rons au bord externe de la couronne des grosses molaires.
Pour les incisives et dents de bouche, nous nous contenterons de couper notre plomb au niveau du bord tranchant.
Ceci fait, nous découperons dans notre cabinet noir une
pellicule de dimensions convenables et nous l'envelroppe-
rons de papier non paraffiné[1]. Il ne s'agit plus maintenant
que d'introduire cet appareil dans la bouche. Nous placerons d'abord la pellicule, puis la feuille d'aluminium ou de
plomb et nous ferons fermer la bouche au patient ; nous
lui maintiendrons les maxillaires immobiles au moyen d'un
bandeau attaché sur le sommet du crâne.

Nous placerons ensuite notre ampoule de telle sorte qu'elle
vienne faire avec la tangente au point intéressant une perpendiculaire sensiblement exacte. Le temps de pose sera le
même que pour les autres procédés.

Pour les dents de bouche, nous prendrons le même petit
appareil, nous découperons notre pellicule en carré ou en
demi-cercle, la section regardant en bas, nous la placerons
dans la bouche au point choisi et nous mettrons notre plomb
en place. Le mode opératoire sera le même que précédemment.

Pour le maxillaire inférieur l'empreinte une fois prise et
coulée, nous moulerons sur elle une feuille de plomb ou
d'aluminium en ayant soin de creuser à l'échoppe la partie

---

1. Le papier paraffiné, en effet, s'oppose à la parfaite adaptation de la
pellicule ; il se casse.

qui forme le sillon lingual. Le plomb sera coupé sur le bord externe des faces triturantes des grosses et petites molaires et sur le bord tranchant des dents de bouche.

La pellicule sera coupée dans le cabinet noir de dimensions voulues introduite dans la bouche, et les maxillaires du malade seront maintenues par le moyen indiqué plus haut.

2° Dans le système simple en cas d'urgence, nous pourrons nous contenter de mouler directement notre plomb sur le maxillaire du patient, sans recourir aux empreintes ; il sera cependant bon d'en prendre une, s'il est possible.

Le reste du manuel opératoire sera comme nous venons de le décrire dans le système à empreintes. Il va sans dire que ce moyen ne sera pas aussi exact que le premier, il pourra cependant nous rendre des services quand le temps nous manquera ou que l'urgence sera absolue.

Nous avons parlé tout à l'heure de deux empreintes : l'une dont nous rabattions les bords, et l'autre qui nous servait à couler notre modèle.

La première nous servira à lire notre épreuve, et voici comment : nous appliquerons la radio à l'endroit du maxillaire qui a été reproduit. Nous pourrons ainsi lire plus exactement et nous rendre plus facilement compte des rapports de notre radiographie anatomique.

ARTICLE IV

APPLICATIONS DIVERSES DE LA RADIOGRAPHIE
A L'ART ET A LA CHIRURGIE DENTAIRES

1° Fractures du maxillaire. — 2° Abcès dentaires. — Kystes. — 3° Nécroses. — 4° Déformations osseuses. — 5° Inclusions de dents dans le maxillaire. — 6° Recherches de racines pour la direction et la forme avant l'extraction. — 7° Pyorrhée alvéolaire. — 8° Recherches sur la direction et la forme des racines pour soins ou opération sur l'apex. — 9° Sinuosité maxillaire. — 10° Inclusion de corps étrangers dans le sinus. — 11° Orthodontie.

Les avantages de la radiographie se montreront à nous au fur et à mesure que nous avancerons en pratique personnelle. Il est fort difficile de définir exactement si dans tel ou tel cas particulier nous obtiendrons ou non des résultats concluants.

Cependant, il est aujourd'hui reconnu que, dans bien des traumatismes ou maladies de mâchoires ou des dents, nous aurons des indications précieuses qui viendront à l'appui de nos diagnostics. Nous allons successivement passer à l'étude des différentes maladies qu'il nous sera permis de voir exactement ou à peu près[1].

1° **Fractures des maxillaires.** — Nous savons que les fractures peuvent être déterminées soit par un choc, soit par une chute ou encore par une extraction de dent.

Les cas où la fracture sera déterminée par un choc ou une chute peuvent être divisés en fracture complète ou

1. Nous disons à peu près, car nous ne devons pas nous y tromper, si, dans bien des cas, nous avons des résultats affirmatifs, il n'en est pas moins vrai que nous n'avons pas encore affaire à une science tellement exacte que nous puissions nous y fier aveuglément.

incomplète. Que ce soit l'un ou l'autre de ces cas, il est toujours utile de connaître la direction des fragments ou de la brisure.

Les procédés d'investigation clinique seront là pour nous guider, mais nous pensons aussi que la radiographie nous rendra dans quelques cas le diagnostic plus facile.

S'il s'agit d'une fracture du maxillaire supérieur, les procédés à pellicule nous seront d'un grand secours ; nous choisirons l'un de ceux que nous venons de décrire, mais autant que possible nous éviterons le premier comme donnant moins d'exactitude.

Un cas de fracture du maxillaire inférieur est-il en notre présence, nous songerons immédiatement aux plaques, le malade étant en position sagittale sur le lit radiologique. Si nous avons affaire à une fracture de la symphyse du menton, nous pourrons employer les pellicules. Le trait de fracture se montrera sur l'épreuve soit par une ligne blanche, soit par un trait en filet noir. Dans le premier cas, nous aurons du chevauchement, ou notre tube aura été placé trop de côté[1].

Pour ne pas être obligé de refaire un cliché plus tard, si celui que nous avons pris est manqué, il y aura toujours avantage à en tirer plusieurs en la même séance.

2° Abcès et kystes. — Se décèleront en blanc sur la pellicule ou plaque.

3° Nécroses. — Les nécroses nous donneront des flous, mais nous ne pouvons à première vue faire un diagnostic sur l'épreuve, il faudra que nous employions ce moyen comme complément du diagnostic[2].

4° Déformations osseuses. — Les déformations osseuses se-

1. Cela est très fréquent.
2. Les séquestres de même, mais en noir.

ront facilement révélées dans le cas de bec-de-lièvre ou de division du voile du palais. Nous aurons en notre épreuve un guide précieux pour pratiquer avec précision une opération qui demande à être exacte.

5° **Inclusion de dents dans le maxillaire.** — L'inclusion des dents en évolution ou n'ayant pas évolué et pouvant être situées dans l'épaisseur des tissus nous sera révélée. Nous pourrons, suivant tel ou tel cas, suivre la thérapeutique la plus rationnelle.

6° **Recherche de direction et de forme.** — Quand nous faisons une extraction, nous devons avant tout nous occuper de la longueur, de la forme, du nombre et de la profondeur des racines. La radiographie nous sera encore un guide précieux si la palpation n'est pas suffisante (exostoses).

7° et 8° **Les sinusites maxillaires** seront décelées par un flou considérable. Les corps étrangers qui peuvent être inclus dans les sinus seront nettement rendus avec leur position et leur longueur, ainsi que leur forme, ce qui en facilitera l'extraction.

9° Dans la **pyorrhée alvéolaire**, nous pourrons nous rendre compte de la profondeur des poches, suivant les indications de M. Guye de Genève, au moyen de sondes de plomb que nous introduirons entre la dent et la gencive. Nous verrons aussi un flou caractéristique qui entourera la ou les dents atteintes.

10° Dans les **traitements de canaux**, il nous arrive souvent de ne pouvoir pénétrer jusqu'à l'apex ou de casser un tire-nerf; nous pourrons dans le premier cas suivre les indications de M. Guye de Genève, qui introduit une sonde de plomb dans le canal et prend la radiographie. Nous verrons aussi jusqu'à quel point nous avons pénétré dans le second

cas, et nous saurons exactement où s'est cassé le tire-nerf ou
la sonde. Nous traiterons donc par la suite en conséquence.

11° En orthodontie, la radio nous permettra de suivre
régulièrement l'évolution d'une dent permanente pour pratiquer ou non l'extraction de la dent temporaire au moment
précis où elle serait nuisible à celle qui la remplacera.

Dans les cas de redressement, principalement la rotation
brusque, nous aurons des épreuves assez nettes pour apprécier les indications ou contre-indications locales, en cas
d'exostose, malformation de l'apex.

Quelques autres diagnostics seront affirmés ou annulés
suivant les cas; nous intercalons ici, et simplement à titre
d'exemple, une observation tirée du *Traité de Radiologie
médicale*, du Dr Bouchard (article du Dr Max Scheier, de Berlin
Application de la radiologie à l'odontotechnie, 1904) :

« **Diagnostic étiologique de certaines névralgies (néoformation
de dentine).** — Biard a pu, au moyen des rayons X, dans le
cas de névralgies violentes d'origine introuvable, établir la
vraie cause. Il a découvert des néoformations de dentine
dans le canal de la racine de la dent incisive latérale. La
plus grande partie du canal de la pulpe était transparente
et semblait, au contraire, contenir un tissu mou, vivant. Le
canal de la canine était clair, visible dans toute sa longueur.
Avant l'examen radiologique, il avait été impossible de
découvrir la cause de ces névralgies, puisque la canine
n'avait pas été soupçonnée plus que chaque autre dent
avoisinante. Par un traitement approprié, la névralgie
cessa[1]. »

---

1. Dr Bouchard, *Traité de Radiologie médicale* (Dr Max Scheier, de Berlin)·

ARTICLE V

ACCIDENTS POUVANT SURVENIR AU COURS
D'UNE OPÉRATION RADIOGRAPHIQUE

1° Insolations.— 2° Phénomènes épilatoires, — 3° Dermatites rebelles.
Moyens préventifs

La pratique radiographique est aujourd'hui à peu près sûre. On a publié, il est vrai, de nombreuses observations où l'on accordait aux rayons X des troubles cutanés et même généraux.

Il sera donc de toute utilité que l'opérateur prenne quelques précautions en évitant les chutes de potentiel trop succadées, trop brutales et trop fréquentes.

En un mot, avec un peu d'attention et de prudence, nous pourrons éviter bien des désagréments au malade. Éloigner le plus possible la source des rayons, diminuer le temps de pose, éviter les chutes de potentiel trop brusques. Tels sont les moyens préventifs qui, à notre connaissance, peuvent éviter tous ces accidents.

Nous ne ferons que citer parmi ces affections les insolations qui étaient surtout fréquentes dans les premiers temps de l'application des rayons X, par suite de l'exposition prolongée à l'action de ces rayons.

Aujourd'hui le temps de pose est relativement court et peut-être un jour viendra-t-il où l'on pourra faire de la radiographie instantanée et supprimer ainsi ces divers accidents.

Les phénomènes épilatoires sont assez rares, et les dermatites parfois rebelles qui ont eu lieu deviennent de moins en moins fréquentes. Pour notre part, nous n'avons jamais eu à les constater en radiographie dentaire.

Comme troubles généraux, nous aurons des vomissements, des palpitations, des troubles de la sensibilité, des blépharites ciliaires, des conjonctivites, des paraplégies[1].

Nous le répétons, ces cas sont fort rares dans notre pratique courante, l'action des rayons X n'étant pas assez prolongée. Encore peut-on les éviter d'une manière absolue, par l'interposition entre le malade et le tube d'une plaque d'aluminium véritablement reliée au sol et qui n'intercepte nullement les rayons (Foveau de Courmelles)[2].

<hr>

1. *Traité de Radiographie médicale* (Bouchard, 1904). — Dʳ Oudin.
2. *Photothérapie* (*Congrès d'Electrologie et de Radiologie médicales* de Berne, 1902).

ARTICLE VI

DÉVELOPPEMENT DE LA PLAQUE OU PELLICULE
TIRAGE DE L'ÉPREUVE SUR PAPIER

DÉVELOPPEMENT DE LA PLAQUE OU PELLICULE

Nous savons par ce qui précède que les rayons X, au même titre que les rayons lumineux, ont la propriété d'impressionner les plaques sensibles ou les pellicules. Nous connaissons également la durée du temps de pose, suivant les différents plans et les différentes parties à radiographier. Il ne nous reste plus qu'à opérer le développement de ces plaques ou pellicules.

Nous n'insisterons pas ici sur les différentes sortes de bains employés. Nous nous bornerons seulement à indiquer les manipulations qui nous semblent les plus simples pour arriver à un bon résultat.

Le bain dont nous nous servons le plus habituellement est l'hydroquinone dont le pouvoir réducteur est très grand. Suivant M. Lumière, il suffit de 0^{gr},07 d'hydroquinone pour réduire 1 gramme de nitrate d'argent. C'est donc, comme on peut s'en rendre compte, le plus puissant révélateur connu. Une des meilleures formules à employer (car elles sont nombreuses) semble être la suivante de M. Balagny:

Hydroquinone......	1 gramme			10 grammes
Sulfite sodique,....	7 grammes 50	ou	)	75 —
Carbonate de soude.	15 grammes		)	150 —
Eau	100 —		)	p. 1,000 —

Une précaution à prendre pour préparer ce bain est de

faire dissoudre le sulfite sodique et le carbonate de soude
ensemble et de n'ajouter l'hydroquinone qu'après avoir préalablement filtré cette première solution. Il est prudent, lorsqu'on se sert d'hydroquinone, dé ne pas employer un bain
trop vieux qui pourrait voiler la plaque. Il s'altère en effet
très facilement, devient d'un brun foncé. On a cherché à y
remédier en ajoutant à la précédente formule de l'éosine en
quantité suffisante pour colorer le bain en rose. Nous ne
conseillons pas cependant cette addition d'éosine, car un
des moindres inconvénients est de teinter en rouge tous les
papiers bromurés. Si l'on désire obtenir une grande rapidité,
on peut ajouter au même bain 1 gramme d'iconogène, mais
alors il a une plus grande facilité d'altération que sans
ce produit.

D'autres révélateurs ont été employés avec succès : tels
les bains à la pyrocatéchine, au méthol, au paramidophénol,
à la kynocyanine. Le naphtoquinone, l'amidonaphtol et beaucoup d'autres substances peuvent fournir d'excellents bains
pour le développement, mais presque tous ont un défaut ou
sont d'un usage particulier.

Il convient donc de préférer avant tout le bain à l'hydroquinone. C'est en nous servant de lui comme bain type que
nous allons donner la série des manipulations nous permettant de développer notre cliché, c'est-à-dire de faire paraître
l'image.

Il est bon, au préalable, de disposer de deux bains : un
bain de moyenne intensité et un bain neuf. L'emploi préalable
du bain neuf en effet peut voiler la plaque, par suite de son
grand pouvoir réducteur. La chose sera facile, lorsqu'on se
sera déjà servi du bain neuf que l'on met dans un flacon
à part et qui servira alors pendant un certain temps de bain
moyen.

Pour commencer, lorsqu'on ne dispose pas de ce bain in-
termédiaire, il faudra diluer longuement son premier bain

et ajouter pendant le développement du révélateur neuf.

Ceci fait, nous aurons à notre disposition trois cuvettes de dimensions voulues, suivant les plaques à développer. La première contiendra notre bain révélateur moyen ou neuf dilué ; la seconde contiendra de l'eau pure ; et la troisième nous servira pour contenir la solution de fixage.

Puis, retirant notre plaque impressionnée de son enveloppe avec toutes les précautions connues en photographie, nous la plongerons dans le bain révélateur en ayant soin de la recouvrir immédiatement et partout du liquide actif afin d'éviter les taches. On peut, comme précaution préalable et pour que la gélatine s'imbibe bien, tremper d'abord son cliché dans la cuvette contenant l'eau pure. De cette façon le bain révélateur s'étendra bien exactement sur toute la plaque et d'une manière uniforme.

Si dans le bain ainsi employé l'image tardait trop à paraître, il faudrait ajouter du révélateur pur et agiter continuellement la cuvette de façon que le liquide passe et repasse sur le cliché.

Il est rare qu'au bout de dix minutes l'image n'apparaisse pas.

Si le développement s'opère régulièrement, laissez votre plaque se faire entièrement et, quelques minutes avant de la retirer, ajoutez quelque peu de la solution neuve pour lui donner de l'intensité.

Il est bon de se souvenir qu'ici nous parlons de radiographie et non de photographie, de sorte qu'il faudra que le débutant apprenne à lire son cliché. Il y a ici des gradations différentes : c'est ainsi que les parties épaisses, les os forts par exemple, se reproduiront sur la plaque par une bande blanche plus ou moins intense ; le niveau des articulations sera un peu plus foncé ; les os de moindre épaisseur donneront une image plus foncée que les premiers ; enfin les chairs se reproduiront sur la plaque en formant une sorte de voile d'un blanc grisâtre. On jugera que la plaque est à point lorsque, retirée du bain et regardée par le côté opposé à la gélatine, on la constatera presque noire.

Du reste, il est facile de la retirer du bain et de l'examiner à la lumière verte pour constater si tous les détails sont visibles.

Si vous jugez votre plaque suffisamment venue, plongez-la à volonté dans la cuvette contenant l'eau pure pour enlever le surplus du bain révélateur ou, si vous préférez, directement dans le bain de fixage, après l'avoir égouttée.

C'est la seconde partie de votre manipulation qui commence. Sortie de votre bain révélateur, la plaque ne serait pas utilisable, et, exposée à la lumière, elle se voilerait d'abord et disparaîtrait complètement : la plaque deviendrait uniformément noire. Pour remédier à ce désagrément et pouvoir utiliser l'image ainsi obtenue, il faut la rendre inaltérable : c'est en quoi consiste le fixage.

Comme pour le bain révélateur on s'est servi de substances différentes pour constituer des bains de fixage, tels l'ammoniaque, le prussiate de potasse, le chlorure de magnésium ; mais ces substances ont le désagrément ou de ne dissoudre qu'une partie des chlorures, bromures ou iodures, ou d'attaquer trop fortement les plaques et, par suite, de les endommager.

Un seul semble réunir les conditions nécessaires de dissolution sans attaquer l'argent ou la gélatine, c'est l'hyposulfite de soude.

On l'emploie suivant la formule suivante qui est d'un usage courant :

Hyposulfite de soude...................... 150 grammes
Eau .... 1.000   —

C'est dans cette solution contenue dans notre troisième cuvette que nous plaçons notre cliché révélé. Nous constalons que notre plaque est complètement fixée lorsque, la regardant par transparence du côté du verre, nous n'apercevons plus aucun blanc. Nous retirons à ce moment notre plaque du bain de fixage et nous la lavons à grande eau. Puis, plaçant à nouveau notre plaque dans une cuvette, gélatine en dessus, nous faisons couler sur cette gélatine un mince filet d'eau durant plusieurs heures.

Cette opération ou lavage n'est pas d'une moindre importance si l'on désire conserver ses clichés, car, l'hyposulfite de soude n'étant pas éliminé entièrement, il en résulterait à plus ou moins brève échéance la disparition totale de l'image.

Lorsque le cliché est bien lavé, on peut, par précaution et pour le conserver, le passer soit dans un bain d'alun, soit, mieux encore, dans une solution de formol au centième.

    Solution de formol de 50 0/0.................... 10 cc.
    Eau... 100 —

On maintient son cliché dans cette solution pendant cinq à huit minutes; puis, on le lave à nouveau à l'eau courante, et on le fait sécher soit sur un séchoir en bois, soit devant le feu, si on a employé la solution de formol. Dans ce dernier cas on peut tirer immédiatement une épreuve sur papier.

Il existe également un autre procédé rapide pour sécher une plaque : on la trempe dans l'alcool, mais c'est un procédé un peu coûteux.

Tout ce qui précède a trait à l'épreuve sur verre, c'est-à-dire à l'épreuve négative.

Avant de parler de l'épreuve positive, c'est-à-dire sur papier, il convient de dire quelques mots des défauts que peuvent présenter les clichés, soit qu'ils se présentent trop faibles ou trop durs. Nous ne parlerons ici, bien entendu, que des défauts provenant du développement. Nous laisserons de côté en effet les défauts provenant du temps de pose ou de la mauvaise position donnée par l'opérateur au sujet à radiographier.

Il convient d'abord de n'employer que des bains froids pour éviter de décoller la gélatine ; pour cela il faut toujours les mettre à l'ombre et au frais. Il existe bien différents moyens pour éviter ce décollement de la gélatine, mais il suffira de se conformer à l'avis ci-dessus, et pour plus de détails de consulter n'importe quel traité de photographie.

Un autre défaut consiste à ne pas avoir recouvert assez rapidement la plaque avec le bain, d'où des cercles plus intenses les uns que les autres sur la plaque qui est alors perdue. Enfin un autre défaut capital, mais auquel il est possible de remédier.

Il arrive souvent que, par suite de trop de pose ou de développement avec un bain trop actif, la plaque devient noire ; on ne distingue alors les détails qu'à travers une sorte de voile.

Ce défaut peut encore arriver quand, en entourant la plaque de papier noir, on lui a laissé voir le jour. Il existe plusieurs moyens de faire disparaître ce voile, du moins en partie.

On peut employer une solution d'hypochlorite de soude ou de potasse ou, mieux encore, d'après la méthode de Palmer, la solution suivante que l'on prépare seulement au moment de s'en servir.

Eau	100 grammes
Hyposulfite	15 —
Solution de prussiate à 1 0/0	20 —

Une autre solution facile à se procurer et qui gagne en vieillissant est la suivante :

Eau	100 grammes
Chlorure de sodium	4 —
Sulfate de cuivre	5 —

On plonge la plaque noircie dans ce bain jusqu'à ce qu'elle devienne grise, puis on la lave et on la passe dans un bain d'hyposulfite à 10 0/0. Si le cliché est trop blanchi, on le renforce.

C'est ici un autre défaut que peut présenter un cliché qui semble gris, presque blanc et qui résulte du peu de temps de pose ou d'un bain trop vieux. Pour pouvoir se servir de ce cliché, il est nécessaire de le renforcer soit avec la solution de bichlorure de mercure, qui a l'inconvénient d'être véné-neux et que l'on ne se procure pas facilement, soit le pro-cédé à l'urane ou encore le procédé de Soltz au bromure de cuivre.

Bromure de potassium....................	2 grammes
Sulfate de cuivre........................	2 —
Eau....................................	100 cc.

Le cliché blanchit, on le lave et on le développe dans un bain d'hydoquinone; cela fait, on le lave à nouveau et on le fixe dans le bain suivant:

Eau....................................	100 grammes
Sulfite de soude.......................	15 —
Acide tartrique........................	3 —

On lave à nouveau et on fait sécher par les procédés ordi-naires.

ÉPREUVE POSITIVE

Chacun sait ce que l'on entend par épreuve positive. Étant donné un cliché sur verre ou un cliché pelliculaire (*épreuve négative*), il suffit d'appliquer du côté de la géla-tine un papier sensible quelconque pour obtenir une image ou reproduction de ce cliché, après l'avoir préalablement exposé pendant un temps plus ou moins long soit à la lumière naturelle, soit à la lumière artificielle (*gaz, électricité, magnésium*). Les reproductions sur le papier donneront des tons noirs pour les tons blancs du cliché, les noirs deviendront blancs, et les tons gris resteront gris.

Cette épreuve obtenue sur le papier devra, pour se conserver, être passée dans un bain pour le virage, ou développement, et ensuite être fixée. Comme on le voit, ainsi que pour la plaque de verre, le papier sensible devra subir toute une série de manipulations.

Les papiers se divisent généralement : en papiers à image apparente, c'est-à-dire qui se tirent au grand jour, dans un châssis, et en papiers à image latente impressionnés pendant un temps plus ou moins long, suivant la sorte de papier, et dont l'image n'apparaît qu'après lui avoir fait subir, dans le cabinet noir, les mêmes manipulations que pour la plaque sensible ordinaire.

On emploie indifféremment les papiers brillants ou les papiers mats, soit au citrate d'argent, soit au gélatino-bromure d'argent.

Les épreuves au citrate d'argent s'obtiennent, comme il a déjà été dit, dans un châssis et exposées à la lumière du jour. Elles ont un avantage, c'est qu'on peut suivre les progrès de l'épreuve, tandis qu'avec les papiers au gélatino-bromure, il est nécessaire de tirer une épreuve type pour fixer le temps de pose suivant la source lumineuse.

Voici comment on opère pour les papiers au citrate d'argent : on place le cliché, gélatine en dessus, dans le châssis ; puis le papier sensible est appliqué, côté sensibilisé, contre la gélatine du cliché. On ferme le cliché et on l'expose au jour jusqu'à ce que l'on obtienne une image sur papier plus foncée que la nuance que l'on désire obtenir.

Il faut prendre garde de ne pas exposer le châssis au soleil, ni à l'ombre et au soleil à la fois, mais en pleine clarté seulement.

Le moment venu, on retire l'épreuve que l'on vire et que l'on fixe avant de la sécher pour terminer complètement.

Les bains employés pour virer et fixer ces sortes de papiers sont nombreux; nous nous bornerons à indiquer les plus employés.

Eau distillée..........................	1,000 grammes
Acétate de soude	30 —
Chlorure d'or.........................	1 gramme

L'épreuve lavée est ensuite plongée dans le bain suivant pour la fixer :

Eau.................................	1,000 grammes
Hyposulfite de soude..................	200 —

ou encore :

Hyposulfite de soude	250 grammes
Alun	15 —
Acétate de plomb.....................	2 —
Eau........................... q. s. p.	1,000 —

Pour éviter ces manipulations, on se sert quelquefois d'un seul bain viro-fixage Lumière ou autre, soit en poudre, soit en liquide.

Il faut avoir soin, le fixage terminé, de laver ses épreuves pendant trois ou quatre heures à l'eau courante, s'il est possible.

Les papiers au gélatino-bromure d'argent se manipulent dans le laboratoire à la lumière verte. Comme précédemment on introduit le papier dans le châssis face sensible contre la gélatine du cliché; puis, on l'impressionne à l'aide d'une source lumineuse quelconque. Le temps de pose varie suivant les différentes sortes de papiers et l'état du cliché, il n'est donc pas facile de l'indiquer exactement.

En général, voici comment on opère : la première épreuve
est soumise pendant 20 secondes environ à la lumière, et
selon le résultat obtenu après le virage et le fixage on modi-
fie le temps de pose.

Toutefois, les temps suivants peuvent être employés avec
un bon cliché :

```
A la lumière électrique......................    7'  à  10'
    —        du gaz........................   10"    15"
    —        pétrole (lampe de 18 lignes)...  15"    20"
```

Pour faire apparaître l'image sur ces papiers, on les révèle
et on les fixe avec les mêmes bains qui ont servi pour les
plaques sensibles et en suivant les mêmes procédés.

Si le cliché dont on s'est servi est bon et net, les épreuves
se feront bien. Il faut cependant recourir à certaines précautions sous peine d'avoir des insuccès.

Ainsi il peut arriver que le cliché ne soit pas complètement sec, alors il peut y avoir adhérences avec le papier qui
alors se casse et même se déchire.

Le même inconvénient peut se produire avec une tempé-
rature trop élevée. Il peut y avoir également des points
rouges sur le papier, cela provient de bulles d'air qu'il faut
avoir le soin de chasser en passant le doigt sur l'épreuve
lorsqu'elle se trouve dans le bain.

Enfin, comme pour les plaques, il faut avoir la précaution
d'étendre d'un seul coup le virage sur toute l'étendue de
l'épreuve et de ne pas le localiser aux bords seuls, surtout
lorsqu'on se sert d'un bain neuf très actif.

ARTICLE VII

NOTES SUR L'ENDODIASCOPIE

§ I. — DÉFINITION ET GÉNÉRALITÉS SUR L'ENDODIASCOPIE

L'étymologie du mot endodiascopie est la meilleure définition que l'on puisse donner de cette méthode : endodiascopie vient du grec (ἐνδον, *au dedans*; διά, *à travers*; σκοπεῖν, *examiner*). Par ce moyen, on peut en effet voir les organes concourant à former une cavité, ou l'environnant, en y introduisant un tube spécial dans des conditions spéciales.

Il y a quelque six ans, M. le Dr Bouchacourt disait dans les *Archives d'électricité médicale* (15 novembre 1898) :

« On peut affirmer que l'endodiascopie ne sera plus seulement une méthode pleine de promesses lointaines, mais qu'elle va enfin entrer dans le domaine pratique ; car son seul mérite n'est pas d'éviter la superposition des différents plans osseux sur l'image.

« L'introduction de l'ampoule dans une cavité permet, en effet, d'éviter les ombres formées par la ceinture osseuse. Et comme les parties molles produisent, avec des tubes convenables, des images différentes, et que les ombres formées par les diverses tumeurs ne sont pas les mêmes, il sera certainement possible dans un avenir prochain, d'utiliser ce nouveau mode d'exploration dans la chirurgie de la tête et de l'abdomen, et peut-être même en obstétrique. »

Le Dr Bouchacourt avait justement raison. Cependant, combien délaissée fut et est encore, à l'heure actuelle, cette méthode dont nous, chirurgiens-dentistes, pourrions tirer des renseignements remarquables.

Il y a évidemment la déformation très grande de la voûte, comme toute surface sphérique, et la déformation est encore augmentée par la proximité du foyer rœntgenien ; mais il n'y a pas de doute que l'on puisse arriver à atténuer considérablement cette déformation ; nous y reviendrons dans le paragraphe II.

L'endodiascopie ne peut évidemment être pratiquée pour le maxillaire inférieur, celui-ci s'inclinant en dedans de la cavité buccale, et les parties molles du plancher de la bouche étant trop saillantes pour appliquer le tube dans des conditions telles que l'on observe une déviation minima.

En revanche, pour le maxillaire supérieur, nous pourrons nous rendre compte immédiatement, à l'écran, de l'inclusion d'une dent, de la forme d'une racine, de l'état d'un sinus, d'une tumeur quelconque ; quittes plus tard à compléter cet examen sommaire par une radiographie de la partie intéressée et intéressante.

En règle générale, tout chirurgien-dentiste qui fait de la radiographie fera bien d'y adjoindre l'endodiascopie ; il complètera son laboratoire et, par suite, étendra ses moyens d'investigation.

Nous allons voir dans l'article II que cela n'est ni difficile à se procurer, ni encombrant.

Point n'est besoin d'un matériel spécial, on peut confectionner facilement tout soi-même (sauf le tube), et le Dr Foveau de Courmelles a imaginé à cet effet un procédé extrêmement pratique.

§ II. — MATÉRIEL UTILE. — MACHINE STATIQUE OU BOBINE DE RUHMKORFF
SYSTÈME SIMPLIFIÉ DU D' FOVEAU DE COURMELLES

Le matériel, avons-nous dit au paragraphe I, n'est ni coûteux, ni encombrant. Que nous faudra-t-il employer ? Rien qui ne soit à portée de notre main : une conduite d'eau ou de gaz, une simple gouttière ou un balcon.

Néanmoins, si on le peut, on fera bien de disposer d'une plaque de terre enfouie dans un bon sol, c'est-à-dire un sol humide. Quoi encore ? un exploseur que l'on pourra fabriquer soi-même et un tube spécial à l'endodiascopie.

On pourrra employer soit une machine statique unipolaire ou bipolaire, soit une bobine de Ruhmkorff.

Avec la machine statique unipolaire, le matériel sera plus simple : on n'aura qu'à réunir au sol le pôle positif ou anode du tube à la terre, la cathode ou pôle négatif étant réunie à la machine.

Avec la machine statique bipolaire, on opérera comme avec la bobine de Ruhmkorff. Mais laissons parler ici M. le D' Foveau de Courmelles (*Electrothérapie dentaire*, 1904) :

« On ne peut évidemment entrer tel que un tube à vide dans une cavité, car on sait que, si l'on s'approche, même dans un examen classique, trop près d'un tube, on reçoit une secousse. L'artifice nécessaire a pour but d'éviter celle-ci, de permettre de toucher impunément le tube, malgré la grande quantité d'énergie électrique qu'il reçoit ; pour cela, on relie au sol le pôle positif de la bobine, tout en l'amenant également ment aux anodes ou à l'anode du tube ; le pôle négatif situé en dehors de la cavité, et toujours dangereux à toucher, est relié à la cathode.

« Le tube a une forme allongée permettant son introduction dans la cavité buccale, en même temps qu'un éloi-

gnement suffisant des deux électrodes : la cathode dange-
reuse et extérieure, et l'anode inoffensive.

« Pour relier au sol le pôle positif de la bobine, j'opère
ainsi : une étincelle jaillit du positif devant une simple tige
métallique à la fois en communication avec une gouttière, un
tuyau de gaz ou d'eau et l'anode du tube.

« On perd ainsi la moitié de l'énergie électrique, et la distance explosive du positif bobine et du positif sol est la
moitié de la longueur d'étincelle de la bobine ; et cette
distance explosive varie donc dans les limites de zéro à la
demi-longueur que peut donner la bobine ; ainsi l'on règle
l'éclairement du tube introduit dans la bouche et de cette
façon parfaitement inoffensif[1]. »

Qu'y a-t-il à ajouter à cette description ? Rien ; le manuel
opératoire est complet. Nous allons cependant — et cela à titre
d'exemple — indiquer comment M. le Dr Foveau de Courmelles a construit son éclateur pour son usage personnel.

Sur le socle de sa bobine, M. le Dr Foveau de Courmelles
a fixé par le moyen d'une vis un morceau de bois quelconque
arrivant à hauteur de la borne positive ; à cette dernière
il a fixé un fil de cuivre, et, sur la partie supérieure du
morceau de bois, une borne inutile, elle aussi, d'un fil rigide qui
se trouve en regard du premier, c'est-à-dire pointe à pointe.
L'étincelle jaillit entre eux : de la borne du morceau de
bois partent alors deux fils, l'un va à la gouttière située à
côté de la fenêtre de son cabinet, l'autre à l'anode du tube[2].

---

1. En 1898, à la Société de Biologie (19 novembre), le Dr Foveau de Courmelles
disait : « Si l'on relie au sol les anodes du tube de Crookes et de la bobine,
les cathodes reliées ensemble, on obtient dans l'ampoule des décharges d'une
innocuité parfaite. Les tubes introduits dans la bouche, le vagin ou le rectum
ne provoquent aucune sensation douloureuse ni même désagréable. La vision
devient aussi plus nette, l'épaisseur des tissus traversés étant moitié moindre
et les tubes reliés à une forte bobine pouvant être plus puissants ; sans parler
de la plus grande régularité qu'avec la machine statique. »

2. Voir l'*Année Électrique Électrothérapique et Radiographique*, par
Dr Foveau de Courmelles, 1re année, 1900, p. 205.

Nous citons ce procédé à titre de vulgarisation, chacun pouvant le construire sans frais.

Au moyen de la pellicule ou de la plaque, nous n'obtiendrons pas de résultats appréciables ; néanmoins, voici comment on pourra procéder, le cas échéant : une plaque ou une pellicule sera maintenue appliquée sur la joue par un moyen quelconque, et le rayon incident principal du tube dirigé sur la région intéressante. Ne pas oublier *surtout de bien observer* cela, car, le maxillaire étant sphérique, et le point d'émission des rayons X très rapproché, la déformation est très grande, d'autant plus grande aussi que la plaque est plus éloignée de la joue; il n'y a que la région frappée normalement par le rayon incident normal qui soit nette.

L'étude à l'écran nous sera bien plus utile ; outre que cette méthode est plus rapide, elle dispense le malade de rester parfois longtemps la bouche ouverte.

Nous pensons qu'il serait plus pratique d'employer des écrans concaves, au lieu d'écrans à surface plane.

Dans ce genre, la partie enduite de la matière fluorescente se trouverait en dessus, sur la face convexe.

La difformité du maxillaire serait beaucoup atténuée, les ombres d'une partie sphérique étant projetées sur une partie sphérique. Nous étudions en ce moment ces écrans, et nous nous promettons sous peu de faire à ce sujet une communication d'étude au monde dentaire.

§ III. — PRÉCAUTIONS A PRENDRE

Nous appelons surtout l'attention sur ce dernier point bien plus encore qu'en radiographie. Car pour les malades, passe encore de les radiographier avec l'ampoule ordinaire, relativement éloignée d'eux, mais leur introduire ledit tube dans la bouche, cela n'est pas aussi facile.

La plupart du temps ils ont peur de l'étincelle ; nous avons même entendu dire à un malade qu'il avait « peur d'être foudroyé »!..... En conséquence, nous ferons bien de les rassurer le plus possible, de leur suggérer que cette méthode est absolument inoffensive.

Nous toucherons l'ampoule, et la leur ferons toucher pour les rassurer de notre mieux.

TABLE DES MATIÈRES

ARTICLE II
Générateurs de rayons Röntgen

DEUXIÈME PARTIE
CLINIQUE RADIOGRAPHIQUE

ARTICLE I
Radioscopie et radiographie à l'usage du chirurgien-dentiste

ARTICLE II
Recherche sur les incidences en radiographie dentaire

ARTICLE III

Radiographie, procédés à plaque et à pellicule

ARTICLE IV

Applications diverses de la radiographie à l'art et à la chirurgie dentaires

ARTICLE V

Accidents pouvant survenir au cours d'une opération radiographique

ARTICLE VI

Développement de la plaque ou pellicule Tirage de l'épreuve sur papier

ARTICLE VII

Notes sur l'Endodiascopie

TERMINÉ D'IMPRIMER LE 15 MARS 1905

PAR

DESLIS FRÈRES

A TOURS

6, RUE GAMBETTA, 6

Vigot Frères

Éditeurs

Extrait du

Catalogue Général

PARIS

23, PLACE DE L'ÉCOLE-DE-MÉDECINE

1905